高等医药院校基础医学实验教学系列教材

供本、专科医学类相关专业学生使用

医学免疫学

实验技术与学习指导

主　编　马新博　费洪新　李昆英　段斯亮

副主编　李　斌　宫汝飞　黄明月　莫海英　杨宏霜　谢丽嫚

编　委（按姓氏笔画排序）

马新博　广西科技大学

邓　琦　广西科技大学

石学魁　牡丹江医学院

申海光　广西科技大学

朱穗京　广西科技大学

刘　云　广西科技大学

农清栋　广西中医药大学

运晨霞　广西中医药大学

李　斌　广西科技大学

李昆英　柳州市中医医院（柳州市壮医医院）

杨宏霜　柳州市妇幼保健院

陈倩倩　广西科技大学

周　盛　广西科技大学

段斯亮　广西科技大学

姜伯劲　广西科技大学

费洪新　广西科技大学

秦秋红　广西科技大学

莫海英　广西科技大学

黄明月　广西科技大学

梁　亮　广西中医药大学

谢丽嫚　玉林市第二人民医院

U0303877

西安交通大学出版社
XI'AN JIAOTONG UNIVERSITY PRESS

国家一级出版社
全国百佳图书出版单位

图书在版编目(CIP)数据

医学免疫学实验技术与学习指导/马新博等主编. —西安：
西安交通大学出版社，2022.6
ISBN 978-7-5693-2644-4

Ⅰ.①医… Ⅱ.①马… Ⅲ.①医学-免疫学-实验-医学院
校-教学参考资料 Ⅳ.①R392-33

中国版本图书馆 CIP 数据核字(2022)第 102823 号

书　　名	医学免疫学实验技术与学习指导
主　　编	马新博　费洪新　李昆英　段斯亮
责任编辑	宋伟丽
责任校对	赵丹青

出版发行	西安交通大学出版社
	(西安市兴庆南路 1 号　邮政编码 710048)
网　　址	http://www.xjtupress.com
电　　话	(029)82668357　82667874(市场营销中心)
	(029)82668315(总编办)
传　　真	(029)82668280
印　　刷	陕西奇彩印务有限责任公司

开　　本	787mm×1092mm　1/16　**印张** 11.25　**字数** 244 千字
版次印次	2022 年 6 月第 1 版　　2022 年 6 月第 1 次印刷
书　　号	ISBN 978-7-5693-2644-4
定　　价	36.00 元

如发现印装质量问题，请与本社市场营销中心联系、调换。
订购热线：(029)82667874
投稿热线：(029)82668805
读者信箱：med_xjup@163.com

前　言

医学免疫学是一门重要的医学基础课程。当前，医学免疫学实验技术被广泛应用于科研与临床工作中，成为推动临床与基础医学学科发展的重要工具。开展医学免疫学实验课不仅有利于学生更好地理解和掌握医学免疫学的基础理论、基本知识与基本技能，更有利于培养学生的科学思维与创新能力。

本书分为三篇：上篇为医学免疫学实验技术，中篇为医学免疫学知识纲要，下篇为医学免疫学习题。本书的编写坚持系统性原则，每个实验项目从实验目的、原理、材料、方法、结果、注意事项与临床意义等方面进行综合阐述，这样有利于学生系统地理解与掌握实验理论及技术操作，为学生将来的临床与科研工作打下坚实基础。医学免疫学知识纲要的内容可帮助学生在学习过程中有目的地去学习，做到有的放矢。医学免疫学习题涵盖了医学免疫学各章节的知识点，有利于学生进一步提高学习质量。本书适合于本、专科医学类相关专业学生使用。

由于编者水平有限，本书难免存在不足之处，恳请广大读者提出宝贵意见，以便进一步完善。

马新博

2022 年 4 月

目　　录

绪　言

一、医学免疫学实验目的

医学免疫学实验室是供学生进行免疫学实验的重要场所。在实验室内，学生通过实验观察和动手操作，进一步理解和掌握免疫学理论知识，同时掌握免疫学基本操作技术及免疫学检验技术，为今后的临床工作及科研工作打下坚实的基础。

二、医学免疫学实验室规则

在免疫学实验过程中，同学们会接触到人或动物的血清及其他血制品，以及具有一定致病力的微生物或有毒制剂等，任何违规的实验操作都可能导致严重的后果。因此同学们必须遵守免疫学实验室规则，同时必须严格贯彻无菌操作原则。具体规则如下。

（1）进入实验室前必须穿好白大衣，离开实验室后立即脱下白大衣并反折好，白大衣应经常清洗并消毒。

（2）非实验物品如书包、衣物等不允许带入实验室。必要的文具、实验用具等物品带入实验室后，应放在指定位置。

（3）进入实验室后，不能高声呼叫、谈笑、喧哗或随意走动，严禁饮食、吸烟，保证实验室的良好秩序。

（4）注意实验安全。使用有毒等危险品或具有感染性的病原体时，应严格按照操作规程进行。严禁随意丢弃有毒或有传染性的材料，正确使用各种消毒容器及利器盒等。

（5）避免有毒、有传染性材料的溅出，若不慎污染了工作台、手、眼、衣物和地面等，应立即报告老师，以便及时做出正确处理。

（6）养成节约的习惯，爱护各种设备、仪器和原材料，如不慎损坏了实验仪器或实验标本等，应及时报告老师，按照学校规定记录并处理。

（7）每次实验后均应用肥皂洗手，必要时用消毒液泡手，如实验中使用了有传染性或致病性较强的病原体标本，则需用消毒液擦洗工作台面，并用紫外线灯照射处理。

（8）实验完毕后，清理台面，检查标本、器材，并做到"物归原处"。值日生应做好实验室清洁，关好实验室的水、电、门、窗等后方可离开。

三、医学免疫学实验室发生意外情况的紧急处理

在实验操作过程中，要严格按实验要求操作，以防事故的发生，一旦发生意外伤害事故，应立即报告当时在场的老师，并采取紧急处理办法。

1. 具有传染性的液体标本误入口中

应立即将液体吐入消毒容器内，并用3％过氧化氢或1：10000高锰酸钾溶液漱口，并根据传染性样本种类不同，及时服用相应抗菌药物预防。

2. 液体溅入眼睛

立即用生理盐水连续冲洗至少10分钟，必须迅速，避免揉擦眼睛。

3. 皮肤伤害

先尽可能挤出损伤处的血液，用蒸馏水或生理盐水洗净并除去异物，涂2％红汞、75％酒精或2％碘酒等，并包扎伤口。若为烧伤，则局部涂凡士林或2％苦味酸。

4. 化学药品腐蚀伤

（1）强碱：先用大量清水清洗，再用5％醋酸中和。若受伤部位是眼部，经上述步骤处理后，再用液体石蜡或橄榄油1～2滴滴眼，并及时到医院处理。

（2）强酸：先用大量清水反复冲洗，再用5％碳酸氢钠溶液清洗中和。

5. 具有传染性的液体标本污染桌面

将适量的0.1％新洁尔灭或2％～3％来苏尔倒在污染处，浸泡30分钟抹去。若手上沾有活菌，亦应在上述消毒液中浸泡3分钟，然后用清水反复冲洗。

6. 毒性物品泄露

立即离开操作台，同时报告老师处理。

7. 火警

如发生火警时，切勿慌张，保持冷静，应立即关闭电闸。酒精、乙醚等有机溶液起火，不可以用水扑救，应用沾水的布类覆盖扑火或正确使用实验室灭火器灭火。

（马新博、费洪新、段斯亮）

上　篇

医学免疫学实验技术

实验一 抗原抗体凝集反应

一、直接凝集试验

【目的】

(1)掌握玻片凝集试验和试管凝集试验的原理。

(2)熟悉常见凝集试验方法及其临床意义。

【原理】

颗粒性抗原与相应抗体在适当的条件下结合，可出现肉眼可见的凝集物，称直接凝集反应。通过观察是否出现可见的抗原抗体凝集物，用已知的抗体(或颗粒性抗原)检测相应的颗粒性抗原(或抗体)。

【内容】

(一)玻片凝集试验

1. 材料

(1)抗体：1：40 抗伤寒杆菌诊断血清。

(2)抗原：伤寒沙门菌斜面培养物、大肠杆菌斜面培养物。

(3)生理盐水、载玻片、接种环、酒精灯等。

2. 方法

(1)取载玻片 1 张，右侧加生理盐水 1 滴，中间及左侧各加伤寒沙门菌诊断血清 1 滴。

(2)用接种环取伤寒沙门菌培养物少许，分别与生理盐水及中间的伤寒沙门菌诊断血清混匀。同法取大肠杆菌培养物与左侧伤寒沙门菌诊断血清混匀。

3. 结果

轻轻晃动载玻片，1～2 分钟后，观察结果，出现细小凝集块者即为阳性，均匀混浊者为阴性。

4. 注意事项

(1)在载玻片上涂细菌时，注意要先在生理盐水中涂菌，后在血清中涂菌，避免将血清误代入生理盐水中。

(2)操作过程中严格执行无菌操作。

5．临床意义

玻片凝集试验为定性试验，其操作简便、反应迅速，但敏感性相对较低。玻片凝集试验是常规 ABO 血型鉴定和细菌菌种鉴定的试验。

(二)试管凝集试验

1．材料

(1)抗体：1∶10 伤寒杆菌"H"抗体(诊断血清)。

(2)抗原(诊断菌液)：伤寒杆菌鞭毛(H)抗原与伤寒杆菌菌体(O)抗原(用比浊法调至 9 亿/毫升)。

(3)生理盐水、待检血清、试管、1mL 和 5mL 吸管、56℃水浴箱或 37℃温箱等。

2．方法

(1)取洁净试管 7 支，排列于试管架上，依次编号；于各试管中均加入生理盐水 0.5mL。

(2)吸取 1∶10 稀释的诊断血清 0.5mL，加入第 1 管中，充分混合，吸出 0.5mL 放入第 2 管；混合后取出 0.5mL 放于第 3 管中；以此类推，直至第 6 管，混匀后吸出 0.5mL 弃去。第 7 管不加血清，作为生理盐水对照。第 1 管至第 6 管的血清初始稀释度为：1∶20、1∶40、1∶80、1∶160、1∶320、1∶640。这种稀释方法称为连续倍比稀释法。

(3)每管加入伤寒诊断菌液 0.5mL，至此每支试管内的血清稀释度又增加了一倍。

(4)摇匀后，置 56℃水浴箱中 2～4 小时，再置 4℃过夜，或置 37℃温箱中 18～24 小时，次日观察结果。

操作方法见表 1-1。

表 1-1 试管凝集试验倍比稀释法

试管	1	2	3	4	5	6	7(对照)
生理盐水(mL)	0.5	0.5	0.5	0.5	0.5	0.5	0.5
伤寒诊断血清(mL)	0.5	0.5★	0.5★	0.5★	0.5★	0.5★	弃去 0.5
血清稀释倍数	1∶20	1∶40	1∶80	1∶160	1∶320	1∶640	—
诊断菌液(mL)	0.5	0.5	0.5	0.5	0.5	0.5	0.5
血清最终稀释倍数	1∶40	1∶80	1∶160	1∶320	1∶640	1∶1280	—

注：★为倍比稀释后血清。

3．结果

(1)抗原对照管：上清液混浊，可有少量细菌沉于管底，呈圆点状，边缘整齐。若轻摇，细菌散开仍混浊。

(2)"O、H"凝集特点："O"凝集为颗粒状凝块，摇匀后分散成颗粒状；而"H"凝集则为絮状凝块，振摇后呈絮状沉淀物。

(3)根据凝集程度分级，以"＋"的多少表示。

＋＋＋＋：细菌全部凝集沉于管底，上层液体澄清透明；

＋＋＋：约75％的细菌凝集沉于管底，上层液体轻度混浊；

＋＋：约50％的细菌凝集沉于管底，上层液体中度混浊，呈半透明；

＋：约25％的细菌凝集沉于管底，上层液体较混浊；

－：不凝集，液体混浊度与抗原对照管相同。

(4)血清效价(滴度)：以出现明显凝集(＋＋)的血清最高稀释倍数为血清的凝集效价。

(5)报告方式：如实报告"O"和"H"血清效价。如血清最低稀释度仍无凝集现象，报告阴性；如血清最高稀释度显"＋＋"或"＋＋"以上凝集者，则应报告高于1：1280。

4. 注意事项

(1)只有当抗原、抗体比例适当时才会出现肉眼可见的凝集反应。血清浓度的稀释度越低，凝集反应越弱。反应中如果抗体浓度过高，则不会出现凝集反应，此为前带现象。

(2)温度、pH值、电解质等因素对反应结果均有影响。在加入抗原、抗体后，要充分混匀以促进抗原、抗体间的接触。

5. 临床意义

试管凝集试验是半定量凝集试验，其操作简单，但敏感性较低。临床上试管凝集试验主要用于诊断伤寒和副伤寒(肥达试验)、诊断斑疹伤寒与恙虫病(外斐反应)等。

二、间接凝集试验

【目的】

(1)掌握间接凝集试验的原理。

(2)熟悉间接凝集试验方法及其临床意义。

【原理】

可溶性抗原与相应抗体直接反应是不出现凝集现象的，但将可溶性抗原结合在与免疫无关的颗粒载体表面形成致敏颗粒后，再与相应抗体反应，则会出现凝集现象，称为间接凝集反应。如果是将抗体结合于颗粒载体表面从而应用于检测相应抗原，则称反向间接凝集试验，其试验操作与间接凝集试验基本一致。实验室常用的载体有人O型红细胞、绵羊红细胞、胶乳颗粒等。如颗粒载体是红细胞，称为间接血凝试验；若为乳胶颗粒，则称为乳胶凝集试验。本次试验为乳胶凝集试验。

【材料】

待检血清、抗链球菌溶血素O试剂盒(溶血素O包被的胶乳液5mL；阳性对照血清0.5mL；阴性对照血清0.5mL)。

【方法】

(1)试剂在使用前应平衡至室温。轻轻混匀胶乳试剂，核对阴性和阳性对照血清。

(2)在反应板孔中加1滴未稀释待检血清(50μL)，然后加1滴胶乳试剂在血清中，搅匀，轻轻摇动使其充分混合，2分钟后观察结果。

(3)阴性和阳性对照血清同上法操作。

【结果】

本试剂胶乳液是由溶血素 O 包被的胶乳，并校正测定灵敏度至抗溶血素 O 抗体(ASO)＜200U/mL，超过上述含量即出现肉眼可见的凝集颗粒。出现凝集现象即可判断样本中 ASO＞200U/mL，为阳性；无凝集现象出现可判断样本中 ASO＜200U/mL，为阴性。

【注意事项】

(1)加乳胶试剂和阴性、阳性对照血清时，保证液滴大小一致。

(2)试剂盒应贮存于 2～8℃，受热会导致试剂阳性率偏高，切勿冷冻。

(3)待检血清与阴性、阳性对照血清必须小心处理，严格执行无菌操作。

【临床意义】

间接凝集试验具有敏感性高、快速、简便等优点，在临床上得到广泛的应用。如用乳胶凝集试验测定相关抗体，可用于辅助诊断类风湿性关节炎、钩体病、血吸虫病等。

三、间接凝集抑制试验

【目的】

(1)熟悉间接凝集抑制试验的原理。

(2)了解间接凝集抑制试验的方法及其临床意义。

【原理】

间接凝集抑制试验是利用已知抗原致敏的颗粒与待测标本中可溶性抗原竞争有限抗体的经典血清学方法。将可溶性抗原与相应抗体混合，再加入抗原致敏的颗粒性物质(如胶乳)，则能抑制原来的凝集现象。间接凝集抑制试验常用于检测抗体、自身抗体、变态反应抗体，也可检测抗原。本次试验以妊娠免疫试验为例。

【材料】

人绒毛膜促性腺激素(HCG)致敏的乳胶颗粒试剂、抗人 HCG 血清、生理盐水(阴性样本)、孕妇尿液(阳性样本)、载玻片、滴管、玻棒等。

【方法】

(1)所有试剂使用前先平衡至室温。

(2)取一块载玻片，平均分成三个格，同时标记好阳性、阴性及待测标本记号。

(3)吸取孕妇尿液标本 1 滴，置于载玻片的中央格，两侧分别加 1 滴生理盐水和待检尿液。

(4)在载玻片上的三个格均加抗人 HCG1 滴，轻轻摇动载玻片，使其充分混匀，反应 1 分钟。

(5)反应 1 分钟后三个格各滴加 HCG 致敏胶乳 1 滴。

(6)用玻棒搅动混匀，缓慢摇动载玻片 2～3 分钟后观察结果。

【结果】

生理盐水对照侧应出现明显凝集颗粒，而加入孕妇尿液侧呈均匀乳白状，加入待检尿液标本的试验侧若亦呈现凝集，表明 HCG 阴性，如仍呈均匀乳白状则为 HCG 阳性。

【注意事项】

(1)待检尿液最好为晨尿(晨尿 HCG 含量高)，在使用前先经 37℃ 水浴并充分混匀。

(2)吸取样品的吸管及玻棒不能交叉使用。

(3)试验过程中严格注意标本及各试剂的加入顺序。

【临床意义】

间接凝集抑制试验在临床上常用于疾病早期诊断，如检测血清中的乙型肝炎表面抗原(HbsAg)、甲胎蛋白(AFP)等，同时亦可用于妊娠检测。

(李斌)

实验二　抗原抗体沉淀反应

一、单向琼脂扩散试验

【目的】

(1)掌握单向琼脂扩散试验的原理及用途。

(2)熟悉单向琼脂扩散试验的操作方法与结果观察。

【原理】

单向琼脂扩散试验是一种定量试验。将抗体与琼脂混合，浇注于单向琼脂扩散板上打孔。实验时在孔中加入相应可溶性抗原，抗原向四周扩散，与凝胶中的抗体反应，二者在比例适当的位置形成白色沉淀环。

【材料】

(1)彩色抗 IgG、抗 IgA、抗 IgM 单向琼脂扩散板(成品)。

(2)待测人血清(抗原)：待测血清 0.1mL 加生理盐水 0.3mL，混匀。

(3)微量加样器、37℃培养箱等。

【方法】

(1)加样：用微量加样器加样(勿溢出孔外)。测 IgG，加 5μL 待测人血清；测 IgA，加 10μL 待测人血清；测 IgM，加 15μL 待测人血清。

(2)扩散：将单向琼脂扩散板平放于湿盒内，置于 37℃扩散 24 小时(IgM 含量偏高，沉淀环不清楚，可放置 48 小时)，观察结果。

【结果】

测量沉淀环(图 2-1)：用免疫测量仪测量直径或直接从单向琼脂扩散板背后的刻度上读出每孔扩散后的直径，再从 IgG、IgA、IgM 含量表中查出相应的含量。

【正常参考值】

血清中免疫球蛋白含量：IgG 8~14.5mg/mL；IgA 1.1~ 2.8mg/mL；IgM 0.7~1.9mg/mL。

【注意事项】

血清加样时应避免污染，同时确保加样数量准确。

【临床意义】

单向琼脂扩散试验操作简便、成本低廉，在临床上主要用于检测标本中各种免疫

图 2-1　单向免疫扩散试验沉淀环示意图

球蛋白和血清中补体的含量。

二、双向琼脂扩散试验

【目的】

(1)掌握双向琼脂扩散试验的原理及用途。

(2)熟悉双向琼脂扩散试验的操作方法与结果观察。

【原理】

双向琼脂扩散试验是将可溶性抗原与相应抗体分别加入琼脂板上相邻孔。抗原、抗体各自向四周扩散,二者在扩散过程中相遇,在比例适当处形成白色沉淀线。

【材料】

甲胎蛋白(AFP)血清或脐带血、AFP免疫血清、待检血清、1%琼脂(生理盐水配制)、载玻片、微量加样器、打孔器等。

【方法】

(1)浇板:取已溶化的1%琼脂(0.05mol/L、pH8.6巴比妥缓冲液配制)浇注于载玻片上,制成琼脂板。

(2)打孔:使用打孔器在琼脂板上打孔。孔径3mm,孔间距4～6mm。

(3)加样:用微量加样器加AFP免疫血清于A孔,a、d孔加AFP血清,b、c、e、f孔加待检血清,每孔量均为10μL。

(4)将加样琼脂板置于湿盒内,37℃24小时后观察结果。

【结果】

琼脂板a、d孔为阳性对照。若b、c、e、f孔与A孔间出现沉淀线,且与阳性对照出现的沉淀线相吻合即为阳性;若无沉淀线或沉淀线与阳性对照沉淀线交叉,则为阴性(图2-2)。

图 2-2　双向琼脂扩散试验结果

【注意事项】

血清加样时应避免污染,并注意避免外溢和出现气泡,同时确保加样数量准确。

【临床意义】

双向琼脂扩散试验操作简便、成本低廉,临床上常用于检测甲胎蛋白(AFP),辅助诊断原发性肝癌。

三、火箭免疫电泳

【目的】

(1)掌握火箭免疫电泳的原理及用途。

(2)熟悉火箭免疫电泳的操作方法与结果观察。

【原理】

火箭电泳又称电泳免疫分析,是单向琼脂扩散与电泳技术结合的实验。在电场作用下,抗原在含定量抗体的琼脂板中泳动,两者比例合适时,形成火箭似的锥形沉淀线,因此锥形沉淀线的高度与抗原量呈线性关系(呈正比关系)。本试验可以测定样品中抗原的含量。此法与单向免疫扩散法比较,优点是精密度较高,耗时较短,但不足之处是操作技术复杂,影响因素较多。

电泳时,琼脂内的抗体不动,而加样孔中的抗原因迁移率不同而发生移动,最初当抗原分子发生移动时,抗原过量,与抗体分子形成小的可溶性免疫复合物,并以缓慢速度在含有抗体的胶板内移动。电泳持续,抗原分子与抗体分子达到适当比例,形成大的不溶性免疫复合物而发生沉淀,此沉淀不再移动,未与抗体结合的抗原以及较小的可溶性免疫复合物可穿过此沉淀继续向前移动,形成新的沉淀。当全部抗原或抗体被消耗殆尽时,在该处形成一个固定"火箭"样沉淀峰。此时,即使继续电泳它也不再移动。沉淀峰的高度与检样中的抗原含量呈正相关。抗原质量浓度越高,沉淀峰也越高。检样如为Ig时,由于Ig(特别是IgG)与胶板内所含抗体(一般也是IgG)电泳迁移率基本相同,以致在加样孔的正极和负极都会形成沉淀,故被检血清(抗原)或抗体(胶板内的)需做化学处理,以改变其迁移率。

【材料】

(1)抗体:抗人IgG的免疫血清。

(2)抗原:标准人IgG试剂,用缓冲液配制成不同质量浓度的溶液。

(3)琼脂:pH8.6巴比妥缓冲液配制的1.5%琼脂,溶化后于60℃保温。

(4)甲醛-巴比妥缓冲液:甲醛溶液2.85mL、0.05mol/L pH 8.6巴比妥-巴比妥钠缓冲液30mL(电泳槽缓冲液),混合后加蒸馏水100mL。用火箭免疫电泳技术分析体液中IgG含量时,需将检样用此缓冲液处理,使IgG增加负电荷,电泳时能向正极泳动,否则因电渗作用,在加样孔正、负极两个方向都会出现沉淀峰。

(5)其他:电泳仪、电泳槽、载玻片、吸管、微量加样器、打孔器等。

【方法】

(1)抗血清最适稀释度的确定:一般均需经预试验选出。抗血清的双向免疫扩散的效价大致为1∶2∶5的比例关系,如双向扩散效价为8,火箭免疫电泳时一般可用1∶16~1∶20稀释的抗血清(单向免疫扩散时则大致需要1∶40稀释)。预试验时可围绕此效价做几个(一般3~4个)稀释度预试(如1∶10、1∶15、1∶20、1∶25)。最适稀释度的标准为:形成的火箭形沉淀峰峰形尖锐,清晰,用标准抗原参加试品测试时,低质量浓度抗原峰高可达0.5cm,高质量浓度抗原峰高可达2.5~3.0cm(根据电泳板的大小、加样孔的直径、加样量的多少可适当调整）。

（2）制板：将 20g/L 琼脂糖或琼脂于沸水浴中溶化并冷却到 56℃，加入用电泳缓冲液稀释的抗血清，迅速混匀，浇注于所需大小的洁净载玻片上。浇注量以保持凝胶厚度 0.16cm 为宜（即每平方厘米浇注 0.16～0.17mL）。凝胶充分凝固后，用打孔器于板的一边距板缘 1.0cm 处打一排加样孔，孔径 0.2～0.4cm，孔距0.3～0.4cm（在每一特定试验，孔径、孔距、加样量均应固定）。

（3）电泳：于加样孔中加注 10μL 检样，测 IgG 时检样 1 份加甲醛-巴比妥缓冲液 4 份，混匀后，于 4℃放置 2 小时，取出后再用电泳缓冲液稀释至所需质量浓度。将加样孔一端置于负极侧，两端用滤纸作为盐桥，通电电泳。保持稳定电压为 100V。电泳时间可根据标准参考品形成清晰、尖锐的沉淀峰而定。每块板上均应设置 4～5 个由低至高不同质量浓度的标准抗原参考品，以其所形成的沉淀峰为纵坐标、质量浓度（或其对数）为横坐标，绘制标准曲线。

【结果】

电泳结束后直接测量峰高（加样孔前缘至峰尖的距离，图 2-3），从标准曲线得出检样中抗原含量；也可将胶板干燥，染色后分析。

图 2-3　火箭电泳结果

【注意事项】

（1）火箭免疫电泳技术精密度比单向免疫扩散法高，有以下几个原因：①本法标准曲线最高含量与最低含量之间的差是单扩法的 1/3，但它们之间的距离差别（最高、最低含量的峰高之差与沉淀环直径之差的差别）较单扩法大 3 倍；②本法抗原含量与峰高之间有较好的线性关系，而单扩法抗原含量与沉淀环直径之间线性关系较差；③本法是在抗原、抗体全部结合后出现沉淀峰，单扩法在扩散 24 小时后进行测量时，沉淀环常只是抗原抗体复合物的一部分，并非反应终点。

（2）选择最适抗血清的质量浓度是十分重要的，抗体质量浓度与峰高呈正比。抗体质量浓度高，火箭样沉淀峰低、浓、粗；抗体浓度低，沉淀峰高、淡，峰高不明显。

（3）应以标准参考品形成典型的火箭样沉淀峰作为电泳时间的依据。电泳时间不足，沉淀峰头部为圆形。

（4）加样后应立即电泳，如间隔时间太长，抗原可自加样孔向四周呈放射状扩散，以致形成短的甚至很宽的沉淀峰。

（5）琼脂应选择无电渗或电渗很小的，否则火箭形状不规则。

（6）标本数量多时，电泳板应先置于电泳槽上，搭桥并开启电源（电流要小）后再加样，否则易形成宽底峰形，使定量不准。

（7）做 IgG 定量时，由于抗原和抗体的性质相同，火箭峰因电渗作用呈纺锤状。为了纠正这种现象，可用甲醛与 IgG 上的氨基结合（甲酰化），使本来带两性电荷的 IgG 只带负电荷，加快了电泳速度，抵消了电渗作用，而出现伸向正极的火箭峰。

（8）火箭电泳作为抗原定量试验只能测定"μg/mL"以上的抗原含量，如低于此水平则难于形成可见的沉淀峰。加入少量 ^{125}I 标记的标准抗原共同电泳，则可在含抗体的琼脂中形成不可见的放射自显影火箭峰。根据自显影火箭峰降低的程度（竞争法）可计算出抗原的浓度。放射免疫自显影技术可测出"ng/mL"的抗原浓度。

【临床意义】

常用于 IgA、IgG 等蛋白检测。

四、对流免疫电泳

【目的】

（1）掌握对流免疫电泳试验的原理。

（2）熟悉对流免疫电泳试验的方法及特点。

【原理】

在 pH8.6 的琼脂凝胶中，抗体只带有微弱的负电荷，且因为它分子较大，所以泳动慢，受电渗作用的影响也大，往往不能抵抗电渗作用，所以在电泳时抗体反而向负极倒退。而一般抗原蛋白质常带较强的负电荷，分子又较小，所以泳动快，虽然由于电渗作用泳动速度减慢，但它仍能向正极泳动。实验时将抗体置于正极、抗原置于负极，电泳时，两种成分相对泳动，反应一定时间后抗体和抗原将在两孔之间相遇，并在比例适当处形成肉眼可见的沉淀线。电泳不仅帮助抗原、抗体定向移动，同时加速了反应的出现，而且也限制了在琼脂扩散时抗原、抗体向四周自由扩散的趋势，从而提高了反应敏感性。本法比单纯的琼脂扩散试验的灵敏度要高 10 倍以上，且反应时间短。

【材料】

1%琼脂、脐带血清（含 AFP）、AFP 免疫血清、生理盐水、载玻片、打孔器、电泳仪等。

【方法】

（1）浇板：将溶化的 1%琼脂 3～4mL 浇注于载玻片上，制成琼脂板。

（2）打孔：用打孔器按图 2-4 打孔，孔间距为 4～5mm。

（3）加样：将 AFP 免疫血清加至靠正极侧的孔中，将脐带血清加至靠负极侧的孔中。

（4）将加样琼脂板置于电泳槽上，抗原孔靠负极，抗体孔靠正极，用纱布条将琼脂板两端与电泳槽内缓冲液相连，接通电源，控制电压在 4～6V/cm（玻璃长度），或电流为 3～4mA/cm（玻璃长度），电泳 45～60 分钟。

图 2-4　对流免疫电泳结果

【结果】

关闭电源后，取出琼脂板。在含 AFP 的脐带血清孔和 AFP 免疫血清孔之间可见白色沉淀线(图 2-4)。

【注意事项】

血清加样时避免污染，同时确保加样数量准确。

【临床意义】

对流免疫电泳试验操作简便、反应时间短、敏感性高、成本低廉，在临床上可用于各种蛋白质的定性和半定量测定。

(宫汝飞)

实验三　补体结合试验

补体是存在于正常人和动物血清与组织液中的一组经活化后具有酶活性的蛋白质。它是由30余种可溶性蛋白、膜结合性蛋白和补体受体组成的多分子系统，故称为补体系统。本次试验为补体结合试验，是一种有补体参与，并以绵羊红细胞和溶血素（绵羊红细胞抗体）作为指示系统的血清学反应。本试验敏感性高、特异性强，在临床上可用于某些病毒感染、立克次体病及梅毒的辅助诊断。

【目的】

(1)熟悉补体结合试验的原理。

(2)了解补体结合试验的方法及应用。

【原理】

补体结合试验由两个系统、五种成分构成，其中的待检系统包括已知抗体或抗原，被检抗原或抗体；指示系统包括绵羊红细胞和溶血素，另外还有一种成分就是补体。先使待检系统的抗原和抗体反应，再加入补体，最后加入指示系统成分，作用一定时间后，观察结果。根据补体是否被结合来说明待检系统中的抗原、抗体是否为特异性结合，而补体是否被结合则可通过指示系统是否溶血来证明。实验结果若不出现溶血，则为阳性，表示待检系统中的抗体和抗原为特异性结合，两者结合后固定了补体，指示系统无补体结合，所以不发生溶血。反之则出现溶血现象，结果为阴性。

【材料】

(1)指示系统：溶血素(2U/0.25mL)、1%绵羊红细胞。

(2)待检系统：抗体(1∶50抗鸡卵白蛋白)、抗原(2U/0.25mL鸡卵白蛋白)。

(3)补体：2U/0.5mL。

(4)试管、吸管、生理盐水、水浴箱等。

【方法】

(1)取7支试管，依次编号。

(2)按表3-1进行操作。

表 3 - 1　补体结合试验操作过程　　　　　　　　　　（单位：mL）

	1	2	3	4	5	6	7
生理盐水	—	0.25	0.25	0.25	0.25	0.5	1.25
抗鸡卵白蛋白	0.25	0.25	0.25	0.25	—	—	—
血清稀释度	1∶50	1∶100	1∶200				
鸡卵白蛋白	0.25	0.25	0.25	—	0.25	—	—
补体	0.5	0.5	0.5	0.5	0.5	0.5	—
摇匀，37℃　30～45分钟							
溶血素	0.25	0.25	0.25	0.25	0.25	0.25	—
绵羊红细胞	0.25	0.25	0.25	0.25	0.25	0.25	0.25
摇匀，37℃　15～30分钟							

【结果】

观察各试管溶血情况，根据溶血程度判定结果。4、5、6管均溶血，第7管不溶血。1、2、3管为试验管，结果出现不溶血者为阳性。判断阳性的强弱，以100%不溶血为极强阳性；80%不溶血为强阳性，50%不溶血为阳性。若结果出现完全溶血者则为试验阴性。

【注意事项】

(1)注意反应条件，如反应温度、时间。

(2)操作过程中严格执行无菌操作。

【临床意义】

补体结合试验在临床常用于病原菌的检测，如用于检查梅毒的梅毒补体结合反应（瓦氏反应），这是最常进行的补体结合试验。

（李斌、谢丽嫚、黄明月、农清栋、姜伯劲、申海光）

实验四　免疫标记技术

一、免疫酶标记技术

免疫酶标记技术是一种用酶标记抗体(或抗原)检测特异性抗原(或抗体)的方法。它将抗原抗体反应的特异性和酶的高效催化作用相结合,通过酶作用于底物后显色来判定结果。本法灵敏度高,特异性强,可检测可溶性抗原或抗体,也可检测组织或细胞表面特异性抗原。免疫酶标记技术已成为目前使用最多的一类免疫学实验技术。

(一)免疫组织化学技术(SABC-过氧化物酶法测 TGF-β)

免疫组织化学技术(免疫组化)是免疫酶标记技术之一。免疫组织化学技术是应用抗原和抗体特异性结合的原理,检测组织、细胞内多肽、蛋白质等大分子物质的分布。

【目的】

(1)熟悉免疫组织化学技术的原理。

(2)熟悉免疫组织化学技术在临床中的应用。

(3)了解免疫组织化学技术操作步骤。

【原理】

通过免疫学中抗原抗体结合反应,用特异性抗体(单克隆或多克隆抗体)检测组织、细胞内相应的抗原物质,形成抗原抗体复合物;此复合物上带有预先标记的过氧化物酶,通过过氧化物酶与相对应的底物反应进行检测,如酶底物显色反应可使之呈现某种颜色,从而可检测组织、细胞内的抗原,以达到诊断、鉴别诊断和研究的目的。

【材料】

即用型 TGF-β 免疫组化试剂盒(SABC-过氧化物酶法)、大鼠阿霉素肾病模型病理切片、湿盒、微量移液器等。

【方法】

(1)将病理切片用二甲苯常规脱蜡(3个杯子,每杯15分钟),经无水乙醇洗去二甲苯(10分钟),入95%乙醇(10分钟)、80%乙醇(10分钟),蒸馏水冲洗。

(2)3% H_2O_2(30% H_2O_2 1 份＋蒸馏水 9 份混合)室温 5～10 分钟以灭活内源性酶。蒸馏水洗 3 次。

(3)热修复抗原:将切片浸入 pH6.0、0.01 mol/L 枸橼酸盐缓冲液,电炉加热至沸腾后断电,间隔 5～10 分钟(维持缓冲液体系的容积不变),重复 1～2 次。自然冷却,0.01mol/L PBS 缓冲液冲洗后进行下一步。(也可用高压蒸汽法修复)

(4)滴加 5%BSA 封闭液,室温 20 分钟。甩去多余液体,不洗。

(5)滴加一抗(兔抗 TGF - β),37℃ 1～2 小时。PBS(pH7.2～7.6)洗 2 分钟,洗 3 次。

(6)滴加生物素化山羊抗兔 IgG,20～37℃ 20 分钟。PBS(pH7.2～7.6)洗 2 分钟,洗 3 次。

(7)滴加试剂 SABC,20～37℃ 20～30 分钟。PBS(pH7.2～7.6)洗 5 分钟,洗 4 次。

(8)DAB 显色:室温下取 1mL 蒸馏水,加 DAB 显色液,暗环境下显色,镜下控制反应时间,5～30 分钟(一般为 10 分钟);或待镜下观察阳性细胞胞质染色呈棕黄色,阴性细胞无色时,蒸馏水洗涤终止反应。

(9)苏木素染液轻度复染。

(10)常规脱水(低到高)、透明,中性树胶封固。

(11)显微镜观察。

【结果】

TGF - β 抗原在肾小球细胞的胞质中表达,细胞的胞质染为棕黄色,为阳性结果。

【注意事项】

(1)实验出现假阳性的原因:①组织切片质量不佳,造成假象,如刀痕裂缝边缘的组织着色过深,不能作为判断阳性的依据。②出血和坏死。红细胞的内源性过氧化物酶、坏死细胞释放的内源性过氧化物酶均可引起假阳性反应。③抗体的交叉反应亦可引起假阳性。

(2)实验出现假阴性的原因:①固定时间过长,浸蜡、烤片温度过高,导致抗原丢失,无法补救。②固定液不合适或浓度不对,导致固定不佳。最好使用 10%中性福尔马林。③抗体浓度过低。④孵育时间太短,或孵育温度太低。⑤缓冲液 pH 值不合适等。

(3)DAB(diaminobenzidine,二氨基联苯胺)有致癌性,操作过程中应严格按实验规程操作,DAB 用后不应随处倒弃。

【临床意义】

免疫组织化学技术特异性强、敏感度高、发展迅速、应用广泛,目前已成为生物学和医学众多学科的重要研究手段,尤其在肿瘤病理诊断中成为最重要的辅助手段之一。

(二)酶联免疫吸附试验(ELISA)——双抗体夹心法测乙型肝炎病毒表面抗原

酶联免疫吸附试验(ELISA)是免疫酶标记技术之一。ELISA 是一种用酶标记抗原或抗体,在固相反应板上进行抗原抗体反应,通过酶催化底物显色来测定抗原或抗体的方法。该法将抗原抗体反应的特异性与酶促反应的高效性和显色性有机地结合起来,ELISA 具有特异性强、敏感度高、操作简便、易于观察、易于标准化等优点。ELISA

的反应类型较多，常用的有双抗体夹心法、间接法、竞争法等。本试验以检测乙型肝炎病毒表面抗原(HBsAg)的双抗体夹心法为例。

【目的】

(1)掌握酶联免疫吸附试验的原理。

(2)熟悉酶联免疫吸附试验的结果判定及应用。

(3)了解酶联免疫吸附试验的操作方法。

【原理】

将抗体或抗原吸附到固相载体(聚苯乙烯微量反应板)孔表面，同时保持其免疫活性。将抗原或抗体与酶(辣根过氧化物酶)联结而制成酶标记抗原或酶标记抗体，同时保持其免疫活性和酶活性。将待检标本加入包被有已知抗体的聚苯乙烯微量反应板的孔中，使标本中的抗原与反应板孔表面的相应抗体结合，再加入酶标记抗体，形成已知抗体－标本中抗原－酶标记抗体复合物，最后加入酶的底物(邻苯二胺)。结合在复合物上的酶与相应底物反应形成有色的产物。可根据颜色深浅程度定量抗原。

【材料】

96孔聚苯乙烯微量反应板、pH9.6的0.05mol/L碳酸盐缓冲液、乙型肝炎病毒表面抗原免疫血清(抗HBs)、酶标记抗HBs抗体、HBsAg阳性对照血清、待检样品、0.05%吐温-20磷酸缓冲液、邻苯二胺溶液、2mol/L硫酸溶液、生理盐水、微量移液器、酶标仪等。

【方法】

(1)用抗HBs包被微量反应板：将0.2mL抗HBs加入10mL碳酸盐缓冲液中，按每孔0.1mL包被96孔微量反应板，4℃过夜。

(2)洗板：倒掉反应板孔中的液体，用洗涤液注满孔，放置3分钟后弃去，如此反复清洗3次，最后在滤纸或纱布上将孔中剩余液体拍净。也可使用全自动洗板仪洗板。

(3)加待检样品：每板设一个阳性对照和一个阴性对照。阳性对照孔加HBsAg阳性血清，阴性对照孔加生理盐水，其余各孔均加待检样品。每孔0.1mL，37℃，温育1小时。

(4)洗板：操作同前。

(5)加酶标记抗HBs：将酶标记抗HBs 0.2mL加入0.05%吐温-20磷酸缓冲液8mL中，混匀，每孔0.1mL，温育1小时。

(6)洗板：操作同前。

(7)加底物：每孔加入邻苯二胺底物溶液0.1mL，37℃温育30分钟。

(8)终止反应：每孔加入2mol/L硫酸溶液0.1mL，终止酶反应。

(9)观察显色情况或测定490nm的OD值。

【结果】

肉眼观察，阳性对照孔应呈棕黄色；阴性对照孔无色。反应孔若出现棕黄色为阳性结果；反之为阴性。也可用酶标仪进行测量，测量后打印OD值或阴性、阳性结果。

【注意事项】

(1)操作前按试剂说明书应对实验条件有充分的了解，如环境温度、反应温育温度、温育时间、洗涤次数等。

（2）正确使用加样器，应垂直加入标本或试剂，不可刮擦包被板底部。加样过程中避免液体外溅，避免血清残留在反应孔壁上，加样器吸头要清洗干净，避免污染，加样次序要与说明书一致，尽可能减少实验重复性误差。

（3）手工洗板时，加洗液时冲击力不可过大，洗涤次数严格按说明书推荐的次数洗涤，洗板时间不可太长。避免洗液外溢至其他反应孔造成孔间污染，而出现假阴性或假阳性。

（4）要保证加液量一致，避免因加液量不准造成显色不统一，错误判断结果。

（5）加样时不可处于阳光直射的环境，显色时要避光，加显色液量时严格按说明书执行。

（6）ELISA 试剂盒应妥善保存于 4℃ 冰箱内，每次实验前先平衡至室温，试剂开启后要在一周内用完，剩余的试剂下次用时应先检查是否变质，不同批号的试剂不可交叉使用。

【临床意义】

ELISA 特异性强、敏感度高、操作简便，常用于体液中的微量抗原或抗体检测，临床广泛用于血清抗体、病毒和多种细菌等的检测。

二、免疫荧光标记技术

免疫荧光标记技术是将抗原抗体特异性结合与荧光标记技术结合起来研究特异蛋白抗原在细胞内分布的方法。常用荧光素为异硫氰酸荧光素（fluorescein isothiocya-nate，FITC）。由于荧光素所发的荧光可在荧光显微镜下检出，故可对抗原进行细胞定位。常用免疫荧光技术有直接免疫荧光技术和间接免疫荧光技术。本次试验介绍直接免疫荧光技术。

【目的】

（1）熟悉免疫荧光标记技术的原理和类型。

（2）了解直接免疫荧光技术的方法及其临床意义。

【原理】

先将已知的抗体上标记荧光素制成荧光标记物，直接和相应抗原标本反应，使用荧光显微镜观察标本，荧光素受到显微镜激发光的照射而发出荧光（黄绿或橘红色），当看到荧光及其位置，即可确定抗原的性质、定位等。免疫荧光技术操作简便、特异性高，但目前非特异性染色问题尚未完全解决，所以其灵敏度相对较差。

【材料】

荧光显微镜及影像采集系统、切片机、荧光素标记抗体、PBS 缓冲液（pH7.4～7.6）、缓冲甘油（甘油 9 份＋pH9.2 的 0.2mol/L 碳酸盐缓冲液 1 份配制）、搪瓷盒等。

【方法】

（1）滴加 0.01mol/L、pH7.4 的 PBS 液于待检标本上，10 分钟后弃去液体，使标本保持一定湿度。

（2）滴加适当稀释的荧光素标记的抗体溶液，使其覆盖标本，置于有盖搪瓷盒内，保温一定时间（30分钟为宜）。

（3）取出载玻片，置载玻片架上，先用0.01mol/L、pH7.4的PBS液冲洗后，再按顺序过0.01mol/L、pH7.4的PBS三缸浸泡，每缸浸泡3～5分钟。

（4）取出玻片，用滤纸吸去多余水分，不可让标本完全干燥，加一滴缓冲甘油，以盖玻片覆盖。

【结果】

荧光显微镜下观察荧光的部位及强度。

－：无荧光；

±：极弱的可疑荧光；

＋：荧光较弱，但清晰可见；

＋＋：荧光明亮；

＋＋＋～＋＋＋＋：荧光闪亮。

当特异性荧光强度达"＋＋"以上，而各种对照显示为"±"或"－"，即可判定结果为阳性。

【注意事项】

（1）对荧光标记的抗体的稀释，要保证抗体蛋白有一定的浓度，一般稀释度不应超过1∶20，抗体浓度过低，会导致产生的荧光过弱，影响结果的观察。

（2）染色的条件需要根据不同的标本及抗原而变化（详见说明书），染色时间一般为30分钟，染色温度多为室温，当温度超过37℃可非特异性加强染色效果，低温染色过夜比室温30分钟效果好。

（3）用FITC标记抗体时，可用pH8.6的等渗巴比妥缓冲液1份加甘油9份封片以提高荧光强度。

（4）通常情况下标本在高压汞灯下照射超过3分钟，就会发生荧光减弱现象，随着时间的延长，荧光强度会逐渐下降，所以经荧光染色的标本最好在当天检测观察。

【临床意义】

免疫荧光技术操作简便、特异性强，目前已广泛用于自身免疫病、病毒、细菌和寄生虫等的检测。

三、放射免疫技术（RLA）——甲胎蛋白测定

甲胎蛋白（AFP）是人体在胚胎时期血液中含有的一种特殊蛋白，它是血清α球蛋白，分子量68000。在胎儿发育过程中，由卵黄囊和胚胎肝产生，在妊娠13周时，胎儿血清中的AFP值达到最高峰，约3000ng/mL。大部分集中在肝组织中。此后，AFP逐渐下降。胎儿出生时，血清中AFP大约为80ng/mL，出生一年后AFP继续下降，至第二年末达到最低水平，一直维持到成年，其值在2～10ng/mL。当发生原发性肝癌或胎儿畸形时，AFP水平都会明显增加。虽然胎儿的AFP进入羊水的量不多，羊水中的AFP浓度是胎儿血中的1/180，但随着胎儿血中的AFP浓度的波动，羊水中的AFP

浓度也波动，因此可以测定羊水和母体血中的 AFP 浓度来判断胎儿有无异常。

正常成人肝细胞失去合成 AFP 的能力，因此血清中含量极微（一般小于 20ng/mL）。除发生肝细胞癌时可显著升高外，发生睾丸癌、卵巢癌时和极少数胃、胰、胆管癌时也可升高，但绝对值不如肝细胞癌高。当发生肝炎情况时 AFP 也可升高，一般在 50ng/mL 以下，且 AFP 的升高速度较慢。

【目的】

了解放射免疫测定法的原理及其临床意义。

【原理】

本法采用放射免疫分析技术，测定血清中 AFP 的含量。被检血清或 AFP 标准品与一定量的 ^{125}I - AFP 及一定量的 AFP 抗血清溶液加在一起，混匀后在 37℃ 温育，测定总放射性（T）。而后加入免疫分离剂，AFP 与抗体的复合物则产生沉淀。离心分离，吸去上层清液，再测定沉淀的放射性（B）。计算各标准点的结合率（B/B_0），做出标准曲线，根据 B/B_0 结合率可从标准曲线上查得被检血清 AFP 浓度。

【材料】

(1)AFP 标准品：每瓶用 1.0mL 缓冲液溶解后分别配成 10ng/mL、25ng/mL、50ng/mL、100ng/mL、200ng/mL、400ng/mL。

(2)^{125}I - AFP：每瓶用 10mL 缓冲液溶解。

(3)AFP 抗血清：用缓冲液溶解。

(4)免疫分离剂：使用前充分摇匀。

(5)缓冲液配制：用 40mL 蒸馏水稀释。

【方法】

(1)取圆底聚苯乙烯试管若干支进行编号。

(2)按下表（表 4 - 1）加入试剂。

表 4 - 1　放射免疫分析技术试剂加入方法　　　　　　　　　（单位：μL）

试剂　　　加入量　　　管别	NSB（缓冲生理盐水）	"0"标准 B_0	标准 B_1——B_2	标本
缓冲液	200	100	—	—
标准	—	—	100	—
标本	—	—	—	100
^{125}I - AFP	100	100	100	100
AFP 抗体	—	100	100	100
混匀，37℃ 水浴 3 小时，测总放射性（cpm）				
免疫分离剂	1000	1000	1000	1000

混匀，室温放置 15 分钟，然后在 1500 转/分下离心 15 分钟，吸去上清液，测各管沉淀的放射性计数（CFP）

【结果】

计算各管的百分结合率：以 S_0 计算为 B_0，各标准管计数为 B，求各管的百分结合率。

$$B/B_0(\%) = \frac{B(cpm) - NSB(cpm)}{B_0(cpm) - NSB(cpm)} \times 100\%$$

计算各标准点的结合率(B/B_0)，做出标准曲线。未知血清的 AFP 浓度，可以根据 B/B_0 的百分结合率从标准曲线上查出。

【结果】

正常值：$<20ng/mL$。

【注意事项】

(1)测得的 B_0、B 结合率不应大于 T 值，否则本试验无效。

(2)抗血清最高结合率(B_0)应在 $35\% \sim 75\%$ 范围，计算方法为标准"0"管(S_0)沉淀计数率再除以总放射性计数率减去仪器本底。

【临床意义】

正常人血清中含 AFP 一般在 $2 \sim 6ng/mL$，但由于许多疾病都会影响 AFP 的值，特别是肝炎，因此 AFP 的正常值一般在 $20ng/mL$ 以下，若测出值高于 $50ng/mL$，要复检，若测量值仍高时，则要做动态观察。每周做一次，如果值无明显变化，可排除肝癌，如果值升高很快，应怀疑肝癌。

（李斌）

实验五　免疫细胞的分离

免疫细胞的分离是体外检测机体免疫细胞功能的基础。外周血中含有多种细胞成分，包括淋巴细胞、单核细胞、粒细胞、红细胞和血小板等。外周血单个核细胞（peripheral blood mononuclear cell，PBMC）主要指淋巴细胞和单核细胞，是免疫学实验最常用的细胞。外周血单个核细胞分离是进行 T 细胞和 B 细胞分离纯化的重要环节。一般常用的分离方法是密度梯度离心法。

【目的】

熟悉外周血单个核细胞的分离技术。

【原理】

外周血单个核细胞（PBMC）的密度与血液中的其他成分不同：红细胞和粒细胞的密度较大，为 1.092 左右；淋巴细胞和单核细胞的密度为 1.076～1.090；血小板为 1.030～1.035。因此，利用一种密度介于 1.076～1.090 而近于等渗的溶液（称为分层液）进行密度梯度离心，可使不同密度的细胞按其相应密度梯度分布，从而可将单个核细胞和其他血细胞分开。常用的分层液为聚蔗糖-泛影葡胺分层液（密度 1.077±0.001）。

【材料】

(1)试剂：聚蔗糖-泛影葡胺（ficoll‐hypaque，F‐H）分层液（有成品供应，密度为 1.077±0.001）、Hank's 液（无 Ca^{2+}、Mg^{2+}，pH 7.2～7.4）、肝素、台盼蓝染液。

(2)器材：水平离心机、无菌试管、毛细吸管、无菌注射器、显微镜、细胞计数板等。

【方法】

(1)采集静脉血 2mL 注入盛有肝素的无菌小瓶中（每 1mL 全血用 0.1mL 125～250U/mL 肝素溶液抗凝），加盖后立即轻轻摇匀，使血液抗凝。

(2)用吸管加入等体积的 pH 7.2～7.4 Hank's 液，使血液等倍稀释（可降低红细胞的凝聚性，提高分离效果）。

(3)将 2mL 分层液从管底加入离心管中，然后将离心管倾斜 45°，用毛细吸管吸取稀释血液，在距分层液界面上 1cm 处沿试管壁缓慢加至分层液上面（亦可将吸管嘴插入离心管底部，将分层液缓慢加在稀释血液的下面），应注意保持两者界面清晰，勿使血液混入分层液内。

(4)将离心管置于水平式离心机内，在 18～20℃下离心（2000r/min）20 分钟，取出后可清楚看到管内容物形成不同层次的液体和细胞区带：上层为血浆（内含血小板），中间层为分层液，底层为红细胞和粒细胞，血浆层和分层液界面处的白膜层为单个核细胞层。

（5）用毛细吸管轻轻插到白膜层，沿试管壁周缘吸取单个核细胞，移入另一试管中。加5倍以上体积的Hank's液或含10%胎牛血清的RPMI-1640培养液混匀，离心（1500r/min）10分钟，弃上清液，重复洗涤2次。

（6）最后一次弃上清液后，加0.4mL含20%胎牛血清的Hank's液重新混匀，取一滴细胞悬液置于细胞计数板内计数，然后根据实验需要用10%胎牛血清的RPMI-1640培养液将细胞稀释至所需浓度，此即为单个核细胞悬液。

（7）细胞活力检测：取一滴细胞悬液加一滴2%台盼蓝染色液混匀，5分钟后取样做成湿片，高倍镜检、计数。活细胞不着色，死细胞染成蓝色。计数200个细胞中着色的细胞数，求出活细胞的百分率。活细胞数应在95%以上。

【结果】

用本法分离单个核细胞的纯度可达95%，细胞获得率达80%以上，细胞活性达95%以上。

【注意事项】

（1）与血液样品接触时应注意做好生物安全防护，避免血源性传染病。

（2）吸取单个核细胞时，可以先吸去上层的血浆、稀释液及血小板，再用另一支毛细吸管仔细吸取单个核细胞。

（3）细胞分层液的密度是影响分离效果的关键因素之一，最适密度在室温下应为1.077±0.001；应避光4℃保存，取出后逐渐升至室温后混匀，方可使用；使用中应避免细菌污染。

（4）离心时的温度对分离效果亦有影响，温度过低，淋巴细胞丢失增多，离心时间需适当延长；温度过高，增加红细胞凝聚性，且影响淋巴细胞活性。离心时最适温度为18~20℃。

（5）相关溶液：聚蔗糖-泛影葡胺分层液为密度梯度离心法最常用的分离液，其主要成分是聚蔗糖和泛影葡胺。聚蔗糖分子量为40000，具有高密度、低渗透压、无毒的特点；常用的聚蔗糖溶液浓度为6%，密度为1.020。泛影葡胺用来增加密度，适量加入密度为1.200、浓度为34%的泛影葡胺于聚蔗糖溶液中，配成密度为1.077±0.001的分层液，称为淋巴细胞分层液，用于淋巴细胞的分离。

（宫汝飞、黄明月、刘云、秦秋红）

实验六 免疫细胞形态学观察

免疫细胞(immune cell)包括淋巴细胞、单核-巨噬细胞、树突状细胞、粒细胞、肥大细胞等。其中，T细胞和B细胞称为免疫活性细胞。本次实验重点介绍吞噬细胞的吞噬现象观察、E花环形成试验、淋巴细胞转化试验。

一、吞噬细胞的吞噬现象观察

【目的】

熟悉吞噬细胞吞噬现象的观察方法及意义。

【原理】

体内具有吞噬功能的细胞群按其形态分为两类：一类为大吞噬细胞，即组织中的巨噬细胞和血液中的单核细胞。它们对异物有吞噬和消化功能，在机体非特异性免疫、特异性免疫和免疫调节中具有重要的作用，因此，通过测定吞噬细胞的吞噬作用可判断机体的免疫力。另一类为小吞噬细胞，即血液中的中性粒细胞。中性粒细胞的功能包括黏附、移动、吞噬、杀菌等，是机体天然免疫力的重要组成部分。

【材料】

(1)中性粒细胞吞噬葡萄球菌标本片。

(2)巨噬细胞吞噬鸡红细胞标本片。

(3)香柏油、显微镜、擦镜纸、二甲苯。

【方法】

(1)中性粒细胞吞噬葡萄球菌镜下观察：油镜下寻找中性粒细胞，观察胞质中有无吞噬的细菌。镜下可见染成紫色的细胞核及被吞噬的细菌，细胞质则为淡红色。

(2)巨噬细胞吞噬鸡红细胞镜下观察：在油镜下，鸡红细胞为淡红色、椭圆形、有核的细胞。而体积较大、圆形或不规则的细胞，其表面有许多似毛刺状的小突起(伪足)，细胞质中有数量不等的蓝色颗粒(为吞入的含台盼蓝淀粉形成的吞噬泡)即为巨噬细胞。镜下可见有的鸡红细胞(一至多个)紧贴附于巨噬细胞的表面；有的巨噬细胞已将一至数个鸡红细胞部分吞入；有的巨噬细胞已吞入1个或数个鸡红细胞，在胞质中刚刚形成椭圆形的吞噬泡。

【结果】

(1)中性粒细胞吞噬百分率：即100个中性粒细胞中吞噬有细菌的细胞数。中性粒细胞吞噬指数＝100 个中性粒细胞中所吞噬的细菌总数/100。

（2）巨噬细胞吞噬百分率：即 100 个巨噬细胞中吞噬有鸡红细胞的细胞数，吞噬百分率正常值为 60％左右。巨噬细胞吞噬指数＝100 个巨噬细胞中所吞噬的鸡红细胞总数/100。

【注意事项】

镜下鸡红细胞呈橄榄球形，有清楚的细胞核，亦呈橄榄球形，染色后清晰可见，注意与小白鼠的红细胞相区别。

【临床意义】

（1）吞噬百分率及吞噬指数对临床诊断一些恶性肿瘤及免疫缺陷病有一定价值。

（2）吞噬百分率及吞噬指数可作为肿瘤放疗、化疗、免疫治疗疗效观察的参考指标。

（3）吞噬指数的动态观测对判断肿瘤复发转移有一定价值。

二、E 花环形成试验

【目的】

熟悉 E 花环形成试验的操作步骤及临床意义。

【原理】

T 淋巴细胞表面有能够与绵羊红细胞（SRBC）表面糖肽结合的受体，称为 E 受体（CD2）。CD2 是一种糖蛋白，目前已证实 E 受体是人类 T 淋巴细胞主要的表面标志之一。当 T 淋巴细胞与 SRBC 混合后，SRBC 便黏附于 T 淋巴细胞表面，呈花环状。通过花环形成检查 T 淋巴细胞的方法，称为 E 花环形成试验。根据花环形成的数量，可测算 T 淋巴细胞的数目。

【材料】

（1）瑞氏染色液。

（2）聚蔗糖-泛影葡胺分层液。

（3）pH7.2～7.4 Hank's 液。

（4）0.8％戊二醛溶液（用 Hank's 液将戊二醛配成 0.8％，然后用 1mol/L NaOH 将 pH 调至 7.2～7.4）。

（5）肝素抗凝血 2mL。

（6）小牛血清（经 56℃ 30 分钟灭活，灭活血清与 SRBC 按 2∶1 的比例混合，置 37℃ 30 分钟，离心，吸上清液备用）。

（7）1％ SRBC 悬液（脱纤维的绵羊静脉血 100 mL 加 Alsever 保存液 50mL，置 4℃ 冰箱保存。实验前以 Hank's 液洗 3 次，1500r/min 离心 10 分钟，弃上清液，将压积红细胞用 Hank's 液配成 1％ SRBC 悬液，细胞浓度约为 $8×10^7$/mL）。

【方法】

（1）采用分层液密度梯度离心法分离淋巴细胞，计数后，用 Hank's 液配成 10^7/mL 的细胞悬液。

(2)取 0.1mL 淋巴细胞悬液，加入 0.1mL 1％ SRBC 及 0.05mL 灭活小牛血清，混匀。

(3)37℃静置 5 分钟，500r/min 低速离心 5 分钟后，放入冰箱 2 小时或过夜。

(4)取出试管，吸弃上清液，加 0.8％戊二醛溶液 1 滴，轻轻旋转混匀，置 4℃冰箱固定 15 分钟。

(5)取出后，轻轻旋转试管，使沉淀细胞重新悬浮；取 1 滴涂片，自然干燥后，瑞氏染色，高倍镜下观察。

【结果】

计数 200 个淋巴细胞，凡结合 3 个 SRBC 或以上者为 E 花环阳性细胞，按下列公式计算 E 花环形成率。

$$E 花环形成率(\%)=\frac{形成花环细胞数}{形成花环细胞数+未形成花环细胞数}\times100\%$$

正常参考值($\overline{x}\pm SD$)：EtRFC　　　(64.4±6.7)％

EaRFC　　　(23.6±3.5)％

【注意事项】

(1)全部试验必须在室温(16～23℃)下进行。

(2)最好用新鲜的 SRBC，保存于 Alsever 液中的 SRBC 2 周内可以用，超过 2 周 SRBC 与淋巴细胞的结合能力下降。

(3)从采集血液到实验测定，不许超过 4 小时，否则 SRBC 受体会自行脱落。试验中活细胞不少于 95％。

(4)计数前应将沉于管底的细胞予以重悬，但只宜轻轻旋转试管，使细胞团块松开即可，不能过猛或强力吹打，否则花环会消失或减少。

【临床意义】

E 花环试验在临床上主要用于外周血 T 细胞数量、功能的检测。

三、淋巴细胞转化试验

【目的】

熟悉淋巴细胞转化试验的操作步骤及临床意义。

【原理】

T 淋巴细胞在体外培养过程中，如果受到有丝分裂原如植物血凝素(PHA)等刺激后，会转化为体积较大的母细胞，胞质增多且深染，细胞核增大并可见核仁，同时部分细胞可出现有丝分裂，通过计数转化细胞的百分率可在一定程度上反映体内 T 淋巴细胞的免疫功能。

【材料】

(1)吉姆萨染液。

(2)固定液(甲醇与冰醋酸按 9：1 混合即可)。

(3)RPMI‐1640 培养液。

（4）植物血凝素（使用 RPMI－1640 培养液配成 $1000\mu g/mL$）。

（5）$8.5g/L$ NH_4Cl。

（6）显微镜、离心机、二氧化碳培养箱、细胞计数器等。

【方法】

（1）将肝素抗凝血 $0.1mL$ 加入 $1.8mL$ 细胞培养液中，同时加入植物血凝素（$1000\mu g/mL$）$0.1mL$，对照管不加植物血凝素，将细胞置于 $5\%CO_2$、$37℃$ 条件下培养 3 天，每天摇 1 次。

（2）培养结束时弃去大部分上清液，加入 $4mL$ NH_4Cl（$8.5g/L$）混匀，置于 $37℃$ 水浴 10 分钟。

（3）$2500r/min$，离心 10 分钟后弃去上清液，沉淀后加 $5mL$ 固定液，温室固定 10 分钟。

（4）$2500r/min$，离心 10 分钟弃去上清液，留 $0.2mL$ 沉淀细胞制片，迅速吹干。

（5）吉姆萨染色 10～20 分钟，水洗，干燥。

（6）油镜计数 200 个淋巴细胞中转化的细胞数，计算转化率。

【结果】

（1）淋巴母细胞的形态学标准是细胞核的大小，细胞核与细胞质的比例，细胞质染色性及细胞核的构造、核仁的有无。可以见到以下几种类型细胞。

1）成熟的小淋巴细胞：其与未经培养的小淋巴细胞大小一样，为 $6～8\mu m$，核染色致密，无核仁，核与胞质比例大，胞质染色为轻度嗜碱性。

2）过渡型淋巴细胞：体积要比小淋巴细胞大，为 $10～20\mu m$，核染色致密并出现核仁，这是与成熟小淋巴细胞区别要点。

3）淋巴母细胞：细胞体积明显增大，为 $20～30\mu m$，细胞形态不整齐，常有小突出，胞核变大，核染色疏松，有核仁 1～2 个，胞质变宽并出现胞质空泡。

（2）淋巴细胞转化率的计算：计数 200 个淋巴细胞，计算百分率。

$$淋巴细胞转化率＝\frac{转化的淋巴细胞数}{转化的淋巴细胞数＋未转化的淋巴细胞数}×100\%$$

转化的淋巴细胞包括淋巴母细胞和过渡型淋巴细胞，未转化的淋巴细胞指的是成熟的小淋巴细胞。在正常情况下，PHA 诱导淋巴细胞转化率为 $60\%～80\%$，如为 $50\%～60\%$ 则偏低，50% 以下则为降低。

【注意事项】

（1）小牛血清用前需灭活。

（2）培养液成分对转化率影响较大（实验前调至含小牛血清 10%、谷氨酰胺 $30g/L$、链霉素 $100\mu g/mL$、青霉素 $100U/mL$，并将 pH 调至 $7.2～7.4$），注意其有效期。

（3）培养时要保证有足够的气体，一般 $10mL$ 培养瓶内液体总量不要超过 $2mL$。

（4）实验中要严格无菌操作，防止污染。

【临床意义】

淋巴细胞的转化情况可反应机体的细胞免疫水平。淋巴细胞转化率降低提示细胞免疫水平低下，可见于恶性肿瘤、淋巴瘤、淋巴肉芽肿、重症真菌感染、重症结核等。此外，本试验还可帮助观察疾病的疗效和预后，经治疗后转化率由低值转变为正常者表示预后良好，反之则预后不良。

（李昆英）

实验七　淋巴细胞功能检测

一、特异性细胞毒性 T 细胞功能检测

【目的】

(1)熟悉特异性细胞毒性 T 细胞功能检测的操作及原理。

(2)了解特异性细胞毒性 T 细胞功能检测的临床意义。

【原理】

细胞毒性 T 细胞(cytotoxic T lymphocyte，CTL)是 T 细胞经靶细胞抗原在体内或体外刺激后所产生的一种 T 效应细胞。当再次与靶抗原接触时，可表现出破坏、溶解靶细胞的特性。这种特性称为淋巴细胞参与的细胞毒性(lymphocyte mediated cytotoxicity，LMC)，测定 LMC 的方法称为 LMC 试验。

活化的细胞毒性 T 细胞杀伤相应的靶细胞，可通过形态学检查法和同位素标记法测定其杀伤活性。其中，形态学检查法是用显微镜计数残留的靶细胞数，计算淋巴细胞对靶细胞生长的抑制率。本实验主要介绍同位素标记法，以 ^{51}Cr 释放试验为例。铬酸钠(Na_2CrO_4)中六价铬被活细胞摄取后，可与胞质内的大分子物质(如蛋白质)结合，使靶细胞被标记。当标记 ^{51}Cr 细胞受到损伤或死亡后，以三价铬的形式被溶解的细胞释放出来。用 ^{51}Cr 标记靶细胞，将靶细胞和活化的 CTL 混合反应后，通过检测受损伤或死亡靶细胞释放到培养上清中 ^{51}Cr 的放射计数率(cpm)即可判断 CTL 的杀伤活性。

【材料】

(1)靶细胞(K562 细胞)。

(2)效应细胞(诱导产生的 CTL)，对照效应细胞(未致敏的脾细胞)。

(3)10%FCS - RPMI 1640 培养液。

(4)有丝分裂原(1mg/mL ConA，溶于 PBS)。

(5)1mci/mL Na_2CrO_4，溶于等渗缓冲液。

(6)96 孔培养板、112μm 孔径筛网、微量加样器、^{51}Cr 计数管等。

【方法】

(1)制备靶细胞。

1)收集对数生长期的 K562 细胞，用 10%FCS - RPMI 1640 培养液调整细胞浓度为

$5×10^7/mL$，取 1mL 室温 1200r/min 离心 5 分钟，弃上清液。

2）轻悬细胞，加 0.2mL 1mci/mL Na_2CrO_4 及 $20\mu L$ FCS。轻轻混匀，37℃，5% CO_2 培养箱孵育 1~2 小时。

3）用 10%FCS－RPMI 1640 培养液将 ^{51}Cr 标记的靶细胞洗 2~3 次，重悬靶细胞，调整细胞浓度为 $1×10^5/mL$。

（2）制备效应细胞：淋巴细胞经有丝分裂原刺激培养 5 天获效应 CTL，调整效应细胞浓度为 $1×10^6/mL$。

（3）96 孔培养板每孔加入 $100\mu L$ CTL，设 3 个复孔，每孔加 ^{51}Cr 标记的靶细胞 $100\mu L$，1200r/min，离心 30 秒，以促进效应细胞与靶细胞之间的接触。37℃，5% CO_2，培养箱孵育 3~5 小时。另设只含 $100\mu L$ 标记靶细胞的空白孔 2 孔，其中一孔加 10% FCS－RPMI 1640 培养液 $100\mu L$ 作为自然释放对照孔，一孔加 $100\mu L$ 2% Triton X－100 作为最大自然释放对照孔。

（4）培养结束后，1200r/min，离心 5 分钟，收集每孔上清液 $100\mu L$ 于小玻璃管中，用 γ 计数器测上清液的 cpm 值。

【结果】

按下式计算杀伤效应：

$$^{51}Cr\text{特异性释放}\% = \frac{\text{实验孔 cpm}－\text{自然释放对照孔 cpm}}{\text{最大释放对照孔 cpm}－\text{自然释放对照孔 cpm}}×100\%$$

实验孔 cpm 为三孔 cpm 的均值。

【注意事项】

（1）靶细胞应为对数生长期细胞，用台盼蓝染色法检测 K562 靶细胞的存活率应>95%。标记后的自然释放率应<15%。

（2）^{51}Cr 半衰期为 28 天，标记时总体积应较小（0.05~0.1mL），^{51}Cr 标记后的靶细胞应尽快加入效应细胞中。与效应细胞作用时间也不宜过长，因随时间的延长死细胞增多，自然释放率也随之增高。

（3）效应细胞、靶细胞比例一般选择 50∶1~100∶1。效应细胞与靶细胞在室温下就能很好结合，但靶细胞的裂解必须在 37℃。孵育时间与效应细胞的活性、靶细胞自发 ^{51}Cr 释放水平有关，因此应进行预实验加以确定。

（4）使用 ^{51}Cr 溶液或 ^{51}Cr 标记细胞时，应严格遵守同位素操作条例。

（5）^{51}Cr 释放法的最大问题是靶细胞在无 CTL 存在时的 ^{51}Cr 自发释放。通常在 3~4 小时的实验中，自发释放值为最大释放的 5%~30%。自发释放必须小于最大释放的 30%，实验才可行。减少自发释放的措施包括：①缩短实验时间；②选用敏感的靶细胞，缩短标记时间；③应保证标记细胞后最后一次洗涤的游离 ^{51}Cr 最大释放率低于 5%；④除进行细胞表面修饰（如标记 TNP）外，靶细胞悬液中均应加入外源蛋白，如 FCS；⑤对靶细胞的操作要轻柔。

【临床意义】

本实验可评价机体抗原特异性 CTL 的活性，特别是测定肿瘤患者 CTL 杀伤肿瘤细胞的能力，常作为判断预后和观察疗效的指标之一，也可为肿瘤的免疫治疗提供新的方法和思路。

二、B 细胞抗体形成功能的检测（溶血空斑试验）

【目的】

(1) 熟悉 B 细胞抗体形成功能检测的操作及原理。

(2) 了解 B 细胞抗体形成功能检测的临床意义。

【原理】

溶血空斑试验又称 PFC 测定技术，它是在体外检查和计数产生 IgM 或其他类型 Ig 的抗体生成细胞的一类试验。通常是用绵羊红细胞经腹腔免疫小鼠，3～5 天后取脾脏，制成脾细胞悬液，与相应数量的绵羊红细胞（指示细胞）和补体混合，注入玻片小室内，经 37 ℃孵育后，单个散在抗体生成细胞释放抗体，抗体与周围的绵羊红细胞（抗原）结合，并在补体参与下，使绵羊红细胞溶解，结果在抗体生成细胞周围形成肉眼可见的圆形透明溶血区——溶血空斑。计算空斑数目，即可推算脾内存在的抗体生成细胞的总数。本试验可作为评估机体体液免疫状态的指标，作为研究免疫增强和抑制药物对机体免疫功能影响的特异性指标。PFC 检查法目前所用的方法有琼脂固相法、单层细胞法、小室液相法。现主要介绍小室液相法。

【材料】

(1) 眼科剪，眼科镊，平皿，80～100 目不锈钢网，小玻璃漏斗，100 目尼龙布。

(2) 试管，1mL 吸量管，尖吸管。

(3) 载玻片，用双面胶条制成小室。

(4) 石蜡盘，酒精灯。

(5) 微量移液器及塑料头。

(6) 小鼠。

(7) 5％和 15％绵羊红细胞（SRBC）悬液，新鲜豚鼠血清，含 5％新生小牛血清的 Hank's 液。

【方法】

(1) 免疫小鼠及脾细胞悬液的制备：用 5％SRBC 0.4mL（约 $4×10^8$ 个）注射于小鼠腹腔，4 天后拉脱颈椎处死，取出脾脏放在已加入 5mL 左右的 Hank's 液的平皿中，用 100 目不锈钢网研磨后，经尼龙布过滤放入试管中，1000r/min 离心 5 分钟，洗 2 次，将沉淀的脾细胞重悬于 4mL Hank's 液中，细胞计数，配成 $1×10^7$/mL 的细胞浓度。

(2) 补体制备：新鲜豚鼠血清，经绵羊红细胞吸收后，用 Hank's 液配成 1∶2～1∶4。

(3) 绵羊红细胞（SRBC）：取脱纤维 SRBC，用生理盐水洗 3 次（每次 1500r/min 离心 10 分钟），最后一次以 2500r/min 离心 15 分钟，取压积 SRBC 配成 15％的 SRBC 悬液。

（4）玻片小室的制作：取洁净（无油）的载玻片，按图8-1粘三条透明胶带，在胶带上薄涂一层凡士林（勿涂到小室内），然后用镊子取两个盖玻片，分别放在其上，制成两个小室。用镊子尾端将盖玻片压平贴牢（保持小室一定体积）。用凡士林将盖玻片底端（其中的任一端）封住，顶端注入细胞混合液。

图8-1　玻片小室示意图

（5）加样：具体如下。

$1×10^7$/mL 脾细胞	0.2mL
15%SRBC	0.2mL
补体（1∶2～1∶4稀释）	0.2mL
Hank's液	1mL

混匀，用100μL的微量加样器吸取被检细胞混悬液，于小室开口一端轻轻将液体注满小室（勿使气泡产生，勿使液体外溢），记录实际注入的细胞悬液量（约70μL），每个样品注2个小室，取其平均值。然后以凡士林或石蜡封口，放于37℃温箱内1～1.5小时，取出观察结果。

【结果】

（1）肉眼观察空斑，计数1个小室出现的溶血空斑数。对模糊不清的空斑，可放在低倍镜下观察。真正的溶血空斑，中心有1个淋巴细胞，周围为透明区。

（2）计算全脾中抗体产生细胞的总数。

全脾脏中抗体产生细胞总数可依下述公式计算：

抗体生成细胞数＝脾细胞悬液总毫升数/注入小室内的脾细胞毫升数×标本空斑数

【注意事项】

（1）向小室注入液体时不能留有气泡。

（2）小室边缘须用凡士林、石蜡封严。

（3）放于37℃温箱培养时必须放平，不可倾斜。

三、NK细胞活性测定

【目的】

（1）熟悉NK细胞活性测定的操作及原理。

（2）了解NK细胞活性测定的临床意义。

【原理】

NK细胞即自然杀伤细胞（natural killer cells），是一类能非特异性杀伤肿瘤细胞、病毒感染的细胞，甚至某些正常细胞的淋巴样细胞。它无须预先致敏，也不需要抗体的参与。NK 细胞在杀伤靶细胞时不受 MHC 限制，与特异性 CTL 的识别机制不同。NK 细胞在抗肿瘤、抗病毒感染及免疫调节等方面发挥着重要作用。

本实验测定 NK 细胞的活性是采用非同位素的方法。非同位素的方法有乳酸脱氢酶释放法及台盼蓝染色法。本实验主要介绍台盼蓝染色法。

【材料】

(1)靶细胞(K562 细胞)。

(2)RPMI1640 培养液，按说明配制。

(3)0.5％台盼蓝等渗盐水。

(4)超净台、CO_2 孵箱、倒置显微镜、液氮罐、水浴箱、离心机、细胞培养瓶、玻璃圆底试管、计数板、灭菌手术剪和镊子等。

【方法】

(1)制备靶细胞：取传代 24 小时 K562 细胞，用 RPMI 1640 培养液调至所需浓度。

(2)制备效应细胞：拉颈处死小鼠，无菌取脾，用镊子捣碎，悬于 2mL 培养液中，静置 5 分钟，取无沉渣液，或直接用纱布过滤，1500r/min 离心 10 分钟，弃上清液，用 3mL 无菌蒸馏水崩解红细胞，40 秒后用 3.6％NaCl 恢复等渗，2000r/min 离心 10 分钟，弃等渗盐水，用等渗液调至所需浓度。

(3)取效应细胞和靶细胞各 100μL，加入试管中(一般效应细胞、靶细胞比例为 50：1 或 100：1 以上)，用培养液补至 1mL，此为试验管；另设对照管(仅有效应细胞和 PBS 或靶细胞和 PBS)，置 37℃水浴 2 小时。加 1 滴 0.5％台盼蓝染色，立即观察结果。

【结果】

(1)死细胞呈蓝色，肿胀变大，失去光泽。

(2)计算 NK 细胞杀伤百分率。

镜下计数 200 个靶细胞，求出死细胞百分率：

$$杀伤百分率(\%)=\frac{死细胞数}{200 个靶细胞}\times100\%$$

【注意事项】

(1)需用状态良好的靶细胞，一般传代时间超过两个月的 K562 细胞应弃去，再重新复苏。

(2)效应细胞、靶细胞混合要充分。

(3)实验中必须设置对照管。

(4)效应细胞、靶细胞比例要适当，避免出现假阳性。

(5)实验所用台盼蓝浓度不能过高，染色时间不宜过长，以防造成细胞死亡，影响实验的精确性。

(宫汝飞)

实验八　免疫器官形态学观察

免疫器官(immune organ)按其发生和功能不同，分为中枢免疫器官和外周免疫器官。中枢免疫器官包括胸腺和骨髓，是免疫细胞发生、分化和成熟的场所。外周免疫器官包括淋巴结、脾和黏膜相关淋巴组织等，是成熟淋巴细胞(T细胞、B细胞)定居、增殖及接受抗原刺激发生适应性免疫应答的部位。

【目的】

了解小鼠胸腺及脾脏的位置及形态。

【原理】

小鼠是啮齿目中体形较小的动物，淋巴系统很发达，包括胸腺、脾脏、淋巴管、外周淋巴结及肠道派尔集合淋巴结。小鼠的胸腺和脾是研究T细胞和B细胞特性与功能最主要的材料来源。观察其组织结构、细胞数目及活性等，可进一步了解其免疫状况。本实验通过解剖小鼠，观察胸腺、脾脏等免疫器官的形态和位置。

【材料】

(1)昆明种小鼠。

(2)3%来苏尔水溶液。

(3)眼科镊，眼科剪，小鼠解剖台等。

【方法】

(1)小鼠脱臼处死，投入盛有3%来苏尔水溶液的缸内，浸泡5分钟。取出小鼠，仰卧位置于小鼠解剖台上，使动物腹部朝上。

(2)以镊子提起耻骨处皮肤，用剪刀沿腹正中线剪开至下颌部，然后钝性分离皮肤，再把皮肤向四肢剪开。

(3)注意观察腹壁，用剪刀沿腹正中线自阴部至膈肌剪开，观察脾脏的位置及大小。观察后将脾脏完整取出，剪去脂肪及筋膜组织，吸干，称重，按下列公式计算脾脏指数。

脾脏指数(spleen index，SI)＝脾脏重量(mg)/小鼠个体重量(g)×10。

(4)切开膈肌，剪断胸骨及两侧肋软骨，翻起胸骨，观察胸腺，胸腺位于小鼠胸骨后、心脏前上方，内有许多大淋巴细胞(即前胸腺细胞)及特定的上皮网状细胞(分泌胸腺激素)。观察后将胸腺完整取出，吸干，称重，按下列公式计算胸腺指数。

胸腺指数(thymus index，TI)＝胸腺重量(mg)/小鼠个体重量(g)×10。

(5)解剖结束后，按实验室要求处理动物。

【注意事项】

(1)操作应轻柔仔细，剥离胸腺时要特别小心，以保证胸腺完整性。

(2)计算胸腺指数及脾脏指数时，尽量将胸腺及脾脏完整取出，并去掉其他组织，以利于准确计算。

【临床意义】

胸腺指数和脾脏指数是每10g体重脏器的重量(mg)，其高低取决于其淋巴细胞增殖的程度，对判断免疫功能的强弱有一定的临床意义。

(李昆英、杨宏霜、邓琦、陈倩倩、运晨霞、石学魁)

实验九 超敏反应

超敏反应(hypersensitivity)是指机体初次接受某些特定抗原物质刺激后，再次接受相同抗原刺激时，发生的一种以机体生理功能紊乱和组织细胞损伤为主的特异性免疫应答。超敏反应分四型，以Ⅰ型超敏反应最为常见。本实验重点介绍豚鼠过敏反应(Ⅰ型超敏反应)。

【目的】

掌握Ⅰ型超敏反应(豚鼠过敏反应)的发生过程和机制。

【原理】

豚鼠过敏反应为Ⅰ型超敏反应。先用变应原刺激豚鼠，使之产生特异性 IgE，IgE吸附于肥大细胞和嗜碱性粒细胞表面，当再次接触相同的变应原时，该变应原与吸附在细胞表面的 IgE 特异性结合，导致细胞脱颗粒而释放组胺等活性物质，产生过敏性休克。

【材料】

1∶10 稀释的马血清、1∶10 稀释的鸡血清、健康豚鼠(体重 290g 左右)、2％碘酒、75％酒精、生理盐水、注射器、酒精棉球、无菌棉签、解剖手术刀、剪刀、镊子。

【方法】

(1)致敏：取甲、乙两只豚鼠，用碘酒和酒精消毒注射部位，分别于两豚鼠皮下或腹腔注射马血清 0.1mL。

(2)发敏：经过 2～3 周后，将两豚鼠心脏处消毒，于豚鼠甲(实验鼠)心内注射1∶10稀释的马血清 0.5～1.5mL，于豚鼠乙(对照鼠)心内注射 1∶10 稀释的鸡血清0.5～1.5mL。

(3)观察：注射后，1～5 分钟观察动物的状态。

【结果】

(1)豚鼠甲注射马血清后立即出现不安、竖毛、抓鼻、喷嚏，继而出现大小便失禁、痉挛性跳跃、呼吸困难等严重过敏性休克症状，甚至窒息死亡。豚鼠乙无异常表现，活动正常。

(2)将两豚鼠解剖观察，可见豚鼠甲嘴唇发绀，心脏仍在跳动，但肺脏体积比豚鼠乙明显增大，表面苍白，边缘钝圆，呈现明显的肺气肿。豚鼠乙肺脏无异常改变。

【注意事项】

(1)致敏途径可采用腹腔或皮下注射,注射 2～3 周后,动物即可达到高敏状态。

(2)发敏途径应采用静脉或心内注射,使抗原物质快速进入血液,引起明显的过敏反应。

(李昆英、宫汝飞)

实验十 常用免疫生物制品示教

用于人工主动免疫的疫苗及人工被动免疫的免疫血清、免疫分子和免疫细胞制剂，以及诊断用的制剂统称为免疫生物制品（biologic product）。免疫生物制品主要分为三类，即预防接种制剂、诊断制剂和治疗制剂。

一、预防接种制剂

1. 疫苗类

疫苗类是由病原微生物制备的人工主动免疫制品。

（1）灭活疫苗：伤寒疫苗、百日咳疫苗、狂犬疫苗、流感疫苗、乙型脑炎疫苗等。

（2）减毒活疫苗：卡介苗（BCG）、脊髓灰质炎疫苗、麻疹疫苗。

（3）亚单位疫苗：流脑多糖疫苗、肺炎球菌多糖疫苗、流感亚单位疫苗等。

（4）基因工程疫苗：①重组抗原疫苗，如乙型肝炎疫苗（重组乙型肝炎病毒表面抗原）、口蹄疫疫苗和莱姆疫苗等。②重组载体疫苗，如甲型和乙型肝炎疫苗、麻疹疫苗、单纯疱疹疫苗等（载体是痘苗病毒）。

2. 类毒素类

类毒素类是由细菌外毒素制备的人工主动免疫制品，如白喉类毒素、破伤风类毒素、肉毒类毒素。

3. 混合制品类

混合制品类是由病原菌疫苗和类毒素混合制备的人工主动免疫制品，如百日咳、白喉、破伤风联合疫苗（DTP），麻疹、流行性腮腺炎、风疹联合疫苗（MMR）等。

二、诊断制剂

1. 体外诊断制品

体外诊断制品是由特定抗原、抗体或有关生物物质制成的免疫诊断试剂或诊断试剂盒，如伤寒、副伤寒、变形杆菌（OX19、OX2、OXK）诊断菌液，沙门氏菌属诊断血清，HBsAg酶联免疫诊断试剂盒等，用于体外免疫诊断。

2. 体内诊断制品

体内诊断制品是由变应原或有关抗原材料制成的免疫诊断试剂，如卡介苗纯蛋白衍生物(BCG - PPD)、布氏菌纯蛋白衍生物(RB - PPD)、锡克试验毒素、单克隆抗体等，用于体内免疫诊断。

三、治疗制剂

1. 抗毒素

抗毒素是应用类毒素免疫动物而获得的人工被动免疫制剂，如白喉抗毒素、破伤风抗毒素、狂犬病抗毒素等。

2. 其他血清制剂

其他血清制剂包括丙种球蛋白、胎盘球蛋白、抗淋巴细胞血清等。

3. 免疫细胞或免疫分子制剂

免疫细胞或免疫分子制剂包括造血干细胞、干扰素(interferon，IFN)、转移因子(transfer factor，TF)、胸腺素(thymosin)、白细胞介素(interleukin，IL)等。

（李昆英、莫海英、杨宏霜、朱穗京、周盛、梁亮）

中 篇

医学免疫学知识纲要

医学免疫学是医学各专业学生的一门必修专业基础课程。医学免疫学是研究人体免疫系统的组成、功能、免疫应答规律、免疫应答产物的作用，探讨对机体有益的防卫功能和有害的病理损伤机制，以及免疫诊断和防治的一门学科。作为重要的基础医学课程，其任务是通过教学使学生掌握医学免疫学的基本理论、基本知识、基本技能，注重医学免疫学与临床诊断、预防与治疗相关的理论和实践的联系，为进一步学习其他各门医学基础课程和临床课程打下坚实的理论基础。

知识纲要所列内容都是要求学生学习的，其中掌握内容，要求学生牢记并能自由表达，还能应用这些理论解释有关生理现象以及应用于后续课程学习；熟悉内容，要求学生理解并记忆；了解内容，要求学生对此内容有初步印象。

一、免疫学概论

【学习内容】

(1)医学免疫学概述：免疫系统的基本功能、免疫应答的特点、免疫应答的种类、免疫性疾病、免疫学的应用。

(2)免疫学发展简史和重要成就：免疫学开创期、传统免疫学时期、近代免疫学时期、现代免疫学时期。

【学习要求】

通过学习医学免疫学概述和医学免疫学发展简史，要求学生掌握免疫、免疫学、免疫功能的基本概念，固有免疫和适应性免疫的特点；熟悉免疫系统的组成、固有免疫和适应性免疫的意义及其相互关系；了解免疫学发展简史，理解免疫学在医学体系中的地位。

【学习重点】

免疫的概念与功能、免疫系统的组成。

二、免疫器官和组织

【学习内容】

(1)中枢免疫器官：骨髓的结构和细胞组成、骨髓的主要功能、胸腺的结构和细胞组成、胸腺的主要功能。

(2)外周免疫器官：淋巴结的结构和细胞组成、淋巴结的主要功能、脾的结构和细胞组成、脾的主要功能。

(3)黏膜相关淋巴组织：黏膜相关淋巴组织的组成及作用。

(4)淋巴细胞归巢与再循环：淋巴细胞归巢概念、淋巴细胞再循环意义。

【学习要求】

通过学习中枢免疫器官和外周免疫器官，要求学生掌握免疫系统的组成、淋巴细胞再循环的概念和意义、淋巴细胞归巢概念；熟悉中枢免疫器官(胸腺、骨髓)、外周免疫器官(淋巴结、脾脏和黏膜免疫系统)组成及功能；了解胸腺、骨髓、淋巴结、脾脏和黏膜免疫系统的结构。

【学习重点】

淋巴细胞再循环的概念及其意义。

三、抗原

【学习内容】

(1)抗原的基本特性：抗原、半抗原概念；免疫原性与免疫反应性。

(2)抗原特异性：抗原表位概念；抗原表位的分类，T 细胞抗原表位和 B 细胞抗原表位的差异；共同抗原与交叉反应。

(3)影响抗原免疫原性的因素：异物性；抗原理化性质和组成结构；宿主因素；免疫途径和方法。

(4)抗原种类：根据诱导抗体产生是否需要 Th 细胞参与分类；根据抗原与机体亲缘关系分类；根据抗原提呈细胞内抗原的来源分类；其他分类方法。

(5)非特异性免疫刺激剂：超抗原；有丝分裂原；佐剂。

【学习要求】

通过学习抗原概述、影响抗原免疫原性的因素、抗原种类及非特异性免疫刺激剂，要求学生掌握抗原的概念(广义、狭义)、抗原特性、抗原分类，以及抗原决定簇、共同抗原、交叉反应的概念；熟悉影响抗原免疫原性和特异性的主要因素、T 细胞抗原表位和 B 细胞抗原表位的区别及交叉反应在临床的意义；了解常用的非特异性免疫刺激剂(佐剂、有丝分裂原、超抗原)的概念、种类及生物学意义。

【学习重点】

抗原的概念(广义、狭义)及其基本特性，影响抗原免疫原性和特异性的主要因素。

四、抗体

【学习内容】

(1)抗体的结构：抗体概念；抗体的基本结构；抗体的辅助成分；抗体分子的水解片段。

(2)抗体的多样性和免疫原性。

(3)抗体的功能：抗体 V 区的功能；抗体 C 区的功能。

(4)各类抗体的主要特性和功能：IgG；IgM；IgA；IgD；IgE。

(5)人工制备抗体：多克隆抗体；单克隆抗体；基因工程抗体。

【学习要求】

通过学习抗体的结构、抗体的多样性和免疫原性、抗体的功能及各类抗体的主要特性和功能等，要求学生掌握抗体的概念、免疫球蛋白的概念、抗体的结构、各类抗体的特性与功能；熟悉免疫球蛋白的酶解片段及意义；了解免疫球蛋白理化特性、抗体多样性产生机制，人工制备抗体的种类和特点。

【学习重点】

抗体的结构、各类抗体的特性与功能。

五、补体系统

【学习内容】

(1)补体系统概述：补体系统概念；补体系统命名；补体系统的组成；补体组分的来源及其主要生物和理化特性。

(2)补体系统的激活：经典激活途径；凝集素激活途径；旁路激活途径；三条激活途径的比较。

(3)补体激活的调节：可溶性补体调节蛋白及其作用；膜结合调节蛋白及其主要作用。

(4)补体的生物学功能：溶菌和细胞溶解作用；免疫黏附及其对循环免疫复合物的清除作用；炎症介质作用；参与适应性免疫应答。

【学习要求】

通过学习补体系统概述、补体系统的激活、补体的生物学功能等，要求学生掌握补体系统的组成、基本特征和生物学功能；熟悉补体系统活化的过程、特点及不同激活途径的异同点；了解补体激活的调节、补体系统异常与临床常见病。

【学习重点】

补体系统的激活。

六、细胞因子

【学习内容】

(1)细胞因子分类：细胞因子概念；白细胞介素；干扰素；肿瘤坏死因子；集落刺激因子；趋化因子；生长因子。

(2)细胞因子受体：细胞因子受体类型及组成。

(3)细胞因子的共同特性和主要生物学作用：细胞因子的共同特性；细胞因子的主要生物学作用。

(4)细胞因子与疾病的关系以及在疾病防治中的作用：细胞因子异常与疾病；细胞因子在临床疾病防治中的应用。

【学习要求】

通过学习细胞因子分类、细胞因子受体、细胞因子的共同特性和主要生物学作用，以及细胞因子与疾病的关系和在疾病防治中的作用，要求学生掌握细胞因子的概念、细胞因子的主要生物学功能；熟悉细胞因子的共同特性；了解细胞因子受体类型与组成、细胞因子异常与疾病，以及细胞因子在临床疾病防治中的应用。

【学习重点】

细胞因子的共同特性和主要生物学作用。

七、白细胞分化抗原和黏附分子

【学习内容】

(1)人白细胞分化抗原：人白细胞分化抗原和分化群(CD)的概念；人白细胞分化抗

原的分类和相关分子的主要功能。

（2）黏附分子：黏附分子概念；黏附分子类型及功能。

【学习要求】

通过学习白细胞分化抗原和黏附分子，要求学生掌握人白细胞分化抗原与分化群的概念、人白细胞分化抗原的分类、黏附分子概念与黏附分子类型；熟悉相关人白细胞分化抗原主要功能与黏附分子功能；了解炎症反应中黏附分子作用。

【学习重点】

人白细胞分化抗原与黏附分子的分类和主要功能。

八、主要组织相容性复合体

【学习内容】

（1）概述：主要组织相容性复合体概念。

（2）MHC 结构及其遗传特性：经典的 HLA Ⅰ 类及 HLA Ⅱ 类基因；免疫功能相关基因；MHC 的遗传特点。

（3）HLA 分子：HLA Ⅰ 类分子的结构、分布及其功能；HLA Ⅱ 类分子的结构、分布及其功能。

（4）HLA 与临床医学：HLA 与同种异体器官移植的关系；HLA 与输血反应的关系；HLA 与疾病的相关性；HLA 异常表达与疾病的关系；HLA 与法医学和亲子鉴定的关系。

【学习要求】

通过学习 MHC 结构与遗传特性、HLA 分子结构、分布及功能，以及 HLA 与临床医学的关系，要求学生掌握主要组织相容性复合体（MHC）的概念与特性、HLA 分子结构与组织分布；熟悉 HLA 分子功能、特征；了解 HLA 在医学中的应用和意义。

【学习重点】

MHC 遗传特性，HLA 分子结构、分布及功能。

九、B 淋巴细胞

【学习内容】

（1）B 细胞的分化发育：BCR 的基因结构及其重排；抗原识别受体多样性产生的机制；B 细胞在中枢免疫器官中的分化发育；B 细胞中枢免疫耐受的形成。

（2）B 细胞表面分子及其主要作用：B 细胞抗原识别受体；B 细胞共受体；协同刺激分子；其他表面分子。

（3）B 细胞的分类：根据所处活化阶段分类；根据反应特异性分类；根据 BCR 类型分类。

（4）B 细胞的功能。

【学习要求】

通过学习 B 淋巴细胞的分化发育、B 淋巴细胞表面分子及其主要作用，以及 B 淋巴细胞的分类和功能，要求学生掌握 B 细胞表面分子及其主要作用、B 细胞的功能；熟悉 B 细胞的分类亚群与功能；了解 BCR 的基因结构及其重排、B 细胞中枢免疫耐受的形成。

【学习重点】

B 细胞的分化发育、B 细胞的分类与功能。

十、T 淋巴细胞

【学习内容】

（1）T 淋巴细胞的分化发育：T 淋巴细胞在胸腺中的发育；T 淋巴细胞在外周免疫器官中的增殖分化。

（2）T 淋巴细胞表面分子及其作用：TCR－CD3 复合物；T 淋巴细胞共受体；协同刺激分子；丝裂原受体及其他表面分子。

（3）T 淋巴细胞的分类和功能：根据所处活化阶段分类；根据 TCR 类型分类；根据 CD 分子分类；根据功能特征分类。

【学习要求】

通过学习 T 淋巴细胞的分化发育、T 淋巴细胞表面分子及其主要作用、T 淋巴细胞的分类和功能，要求学生掌握 T 淋巴细胞表面分子及其主要作用、T 淋巴细胞的功能以及 T 淋巴细胞的分类；熟悉 T 淋巴细胞的各亚群功能；了解 TCR 的基因结构及其重排、T 细胞中枢免疫耐受的形成。

【学习重点】

T 淋巴细胞的分化发育、T 淋巴细胞的分类与功能。

十一、抗原提呈细胞与抗原的加工及提呈

【学习内容】

（1）抗原提呈细胞概述：抗原提呈细胞（APC）概念、APC 类型。

（2）专职抗原提呈细胞的生物学特性：树突状细胞、巨噬细胞、B 细胞。

（3）抗原的加工和提呈：内源性抗原的加工提呈过程、外源性抗原的加工提呈过程；MHC 分子对抗原的交叉提呈、CD1 分子对脂类抗原的提呈。

【学习要求】

通过学习抗原提呈细胞概述、专职抗原提呈细胞的生物学特性、抗原的加工与提呈，要求学生掌握抗原提呈细胞（APC）概念与类型、专职抗原提呈细胞的生物学特性；熟悉内源性抗原的加工提呈过程、外源性抗原的加工提呈过程；了解 MHC 分子对抗原的交叉提呈、CD1 分子对脂类抗原的提呈。

【学习重点】

抗原的加工与提呈。

十二、T细胞介导的适应性免疫应答

【学习内容】

（1）T细胞对抗原的识别。

（2）T细胞活化、增殖和分化：T细胞的活化信号；T细胞活化的信号转导途径；抗原特异性T细胞增殖和分化。

（3）T细胞的免疫效应和转归：Th细胞免疫效应；CTL细胞免疫效应；Treg免疫效应；T细胞免疫应答意义；活化T细胞转归。

【学习要求】

通过学习T细胞对抗原的识别、T细胞活化、增殖和分化、T细胞的免疫效应和转归，要求学生掌握T细胞对抗原的识别、T细胞的活化信号以及Th与CTL细胞免疫效应；熟悉T细胞免疫应答效应与意义；了解T细胞活化的信号转导途径、抗原特异性T细胞增殖和分化、活化T细胞转归。

【学习重点】

T细胞活化、增殖和分化。

十三、B细胞介导的适应性免疫应答

【学习内容】

（1）B细胞对TD抗原的免疫应答：B细胞对TD抗原的识别；B细胞活化需要的信号；B细胞增殖和终末分化。

（2）B细胞对TI抗原的免疫应答。

（3）体液免疫应答抗体产生的一般规律。

【学习要求】

通过学习B细胞对TD与TI抗原的免疫应答、体液免疫应答中抗体产生的一般规律，要求学生掌握B细胞对抗原的识别、B细胞的活化信号、体液免疫应答抗体产生的一般规律；熟悉B细胞活化、增殖和终末分化，B细胞对TI抗原的免疫应答；了解B细胞在生发中心的分化成熟。

【学习重点】

B细胞对TD抗原的免疫应答。

十四、固有免疫系统及其介导的应答

【学习内容】

（1）固有免疫系统概述。

（2）固有免疫细胞分类及其作用：经典固有免疫细胞；固有淋巴样细胞；固有淋巴细胞。

（3）固有免疫应答作用时相和作用特点。

【学习要求】

通过学习固有免疫系统概述、固有免疫细胞及其主要作用、固有免疫应答作用时相和作用特点，要求学生掌握固有免疫组织组成及作用、固有免疫细胞与固有分子组成及作用；熟悉固有免疫应答作用时相和作用特点；了解模式识别受体与病原体相关模式分子。

【学习重点】

固有免疫细胞分类及其作用。

十五、免疫耐受

【学习内容】

(1)免疫耐受概述：免疫耐受概念；免疫耐受特点。

(2)免疫耐受的发现和人工诱导的免疫耐受：天然免疫耐受现象；人工诱导的免疫耐受。

(3)免疫耐受的细胞学基础和特点：免疫耐受的细胞学基础；T、B淋巴细胞免疫耐受的特点。

(4)影响免疫耐受形成的因素：抗原因素；抗体因素。

(5)免疫耐受的形成机制及研究免疫耐受的意义：中枢免疫耐受机制；外周免疫耐受机制；研究免疫耐受的意义。

【学习要求】

通过学习免疫耐受概述、免疫耐受的机制及研究免疫耐受的意义，要求学生掌握免疫耐受概念与免疫耐受特点；熟悉免疫耐受的机制；了解免疫耐受的形成机制与临床医学的关系。

【学习重点】

免疫耐受的形成机制。

十六、免疫调节

【学习内容】

(1)免疫调节的概念、类型。

(2)免疫分子、免疫细胞水平的调节。

(3)其他形式的免疫调节。

【学习要求】

通过学习免疫调节概述、免疫分子水平的调节、免疫细胞水平的调节、其他形式的免疫调节，要求学生掌握免疫调节的概念、类型；熟悉免疫分子、免疫细胞水平的调节；了解其他形式的免疫调节。

【学习重点】

免疫分子、免疫细胞水平的调节。

十七、超敏反应

【学习内容】

(1)超敏反应概述：超敏反应概念；类型。

(2)Ⅰ型超敏反应：参与Ⅰ型超敏反应的主要成分和细胞；Ⅰ型超敏反应发生机制；临床常见的Ⅰ型超敏反应性疾病；Ⅰ型超敏反应防治原则。

(3)Ⅱ型超敏反应：Ⅱ型超敏反应发生机制；临床常见的Ⅱ型超敏反应性疾病。

(4)Ⅲ型超敏反应：Ⅲ型超敏反应发生机制；临床常见的Ⅲ型超敏反应性疾病。

(5)Ⅳ型超敏反应：Ⅳ型超敏反应发生机制；临床常见的Ⅳ型超敏反应性疾病。

(6)各类超敏反应的比较及其与疾病的关系：超敏反应分型及其特征比较。

【学习要求】

通过学习Ⅰ、Ⅱ、Ⅲ、Ⅳ型超敏反应，要求学生掌握各类型超敏反应的发生机制与Ⅰ型超敏反应防治原则；熟悉各类型超敏反应的临床常见疾病；了解各类型超敏反应的比较。

【学习重点】

Ⅰ型超敏反应发生机制。

十八、自身免疫病

【学习内容】

(1)自身免疫病概述：自身免疫和自身免疫病概念；自身免疫病特点；自身免疫病的分类。

(2)自身免疫病发生相关因素：抗原相关因素；免疫细胞和组织相关因素；遗传相关因素。

(3)自身免疫病及其组织细胞损伤机制和防治原则：常见自身免疫病；自身组织器官和细胞损伤机制；自身免疫病的治疗原则。

【学习要求】

通过学习自身免疫病的分类及其发生相关因素与机制、自身免疫病及其组织细胞损伤机制和防治原则，要求学生掌握自身免疫病概念与分类；熟悉自身免疫病及其组织细胞损伤机制、常见自身免疫病；了解自身免疫病发生相关因素与自身免疫病防治原则。

【学习重点】

自身免疫病发生机制。

十九、免疫缺陷病

【学习内容】

(1)免疫缺陷病概述：免疫缺陷病概念、分类和共同特点。

（2）原发性免疫缺陷病：抗体缺陷为主的免疫缺陷病；联合免疫缺陷病；吞噬细胞缺陷；补体系统缺陷。

（3）继发性免疫缺陷病：继发性免疫缺陷病的主要引发因素；获得性免疫缺陷综合征（HIV对靶细胞的感染、HIV感染免疫损伤机制、HIV感染的临床分期和主要特征、AIDS的预防及免疫学诊断和临床常用药）。

（4）免疫缺陷病的临床治疗原则：抗感染；骨髓移植；基因治疗；补充免疫效应分子。

【学习要求】

通过学习原发性免疫缺陷病、继发性免疫缺陷病及免疫缺陷病的临床治疗原则，要求学生掌握免疫缺陷病概念、分类和共同特点；熟悉临床常见免疫缺陷病；了解免疫缺陷病发病机制。

【学习重点】

原发性免疫缺陷病分类及发病机制。

二十、肿瘤免疫

【学习内容】

（1）肿瘤抗原：根据肿瘤抗原特异性分类；根据肿瘤抗原诱发和产生情况分类。

（2）机体抗肿瘤免疫效应机制：适应性免疫应答产生的抗肿瘤免疫作用；固有免疫细胞介导的抗肿瘤免疫作用。

（3）肿瘤免疫逃逸机制：肿瘤细胞所具有的逃避免疫监视的能力；肿瘤微环境的作用；宿主免疫功能降低。

（4）肿瘤的免疫诊断和治疗：肿瘤的免疫诊断；肿瘤的免疫治疗。

【学习要求】

通过学习肿瘤抗原、机体抗肿瘤免疫效应机制、肿瘤免疫逃逸机制、肿瘤的免疫诊断和治疗，要求学生掌握肿瘤抗原分类与特征；熟悉机体抗肿瘤免疫效应机制与肿瘤免疫逃逸机制；了解肿瘤的免疫诊断与肿瘤的免疫治疗。

【学习重点】

肿瘤抗原分类与特征、肿瘤免疫逃逸机制。

二十一、免疫学防治与检测

【学习内容】

（1）免疫预防：免疫预防的种类；用于人工主动免疫的生物制剂；用于人工被动免疫的生物制剂；计划免疫和预防接种注意事项。

（2）免疫治疗：概念；抗体为基础的免疫治疗；细胞为基础的免疫治疗；药物为基础的免疫治疗。

（3）抗原-抗体反应检测方法的基本原理、特点及常见反应类型。

（4）免疫细胞检测的常用方法。

（5）免疫学检测在临床和科研中的应用。

【学习要求】

通过学习免疫预防、免疫治疗、抗原-抗体反应的原理及影响因素、抗原-抗体反应检测方法、免疫细胞检测及常用方法，要求学生掌握人工主动免疫与人工被动免疫的概念与特点、抗原-抗体反应检测方法的基本原理及常见反应类型；熟悉计划免疫和预防接种注意事项、免疫细胞的检测常用方法；了解免疫治疗制剂。

【学习重点】

抗原-抗体反应检测方法的基本原理、特点及常见反应类型。

（马新博、费洪新、段斯亮、宫汝飞、杨宏霜）

下 篇

医学免疫学习题

一、免疫学概论

(一)单选题

1. 最早用人痘接种预防天花的国家是( )

    A. 中国

    B. 美国

    C. 日本

    D. 俄罗斯

    E. 英国

2. 免疫是指( )

    A. 机体抗感染的过程

    B. 机体识别和清除抗原性异物的过程

    C. 机体对病原微生物的防御过程

    D. 机体清除自身衰老、死亡细胞的过程

    E. 机体清除自身突变细胞的能力

3. 机体抵抗病原微生物感染的功能称为( )

    A. 免疫监视

    B. 免疫自稳

    C. 免疫耐受

    D. 免疫防御

    E. 免疫调节

4. 免疫监视功能是指机体( )

    A. 抵抗病原微生物感染的功能

    B. 识别、清除自身突变细胞的功能

    C. 识别和清除异物的功能

    D. 清除自身衰老、死亡细胞的功能

    E. 防止寄生虫感染的过程

5. 免疫对机体( )

    A. 有利

    B. 有害

    C. 有利又有害

    D. 无利也无害

    E. 正常情况下有利，某些情况下有害

6. 免疫监视功能低下的后果是( )

    A. 易发生肿瘤

    B. 易发生超敏反应

    C. 易发生感染

D. 易发生自身免疫病

E. 易发生免疫耐受

7. 免疫防御功能低下的机体易发生（　　）

    A. 肿瘤

    B. 超敏反应

    C. 移植排斥反应

    D. 反复感染

    E. 免疫增生病

8. 针对特定抗原的免疫应答过强易导致（　　）

    A. 肿瘤

    B. 超敏反应

    C. 移植排斥反应

    D. 反复感染

    E. 免疫缺陷病

9. 首次用于人工被动免疫的制剂是（　　）

    A. 破伤风抗毒素

    B. 破伤风类毒素

    C. 肉毒类毒素

    D. 白喉类毒素

    E. 白喉抗毒素

10. 首次应用类毒素进行预防接种的科学家是（　　）

    A. Pasteur

    B. Behring

    C. Jenner

    D. Border

    E. Burner

11. 最早发明减毒活疫苗的科学家是（　　）

    A. Jenner

    B. Koch

    C. Porter

    D. Burnet

    E. Pasteur

12. 英国科学家 Jenner 发明了（　　）

    A. 白喉抗毒素

    B. 狂犬疫苗

    C. 人痘苗

    D. 牛痘苗

E. 卡介苗

13. 免疫系统的组成是( )

    A. 中枢免疫器官、周围免疫器官

    B. 免疫细胞、黏膜免疫系统、中枢免疫器官

    C. 中枢免疫器官、免疫细胞、皮肤免疫系统

    D. 免疫分子、黏膜免疫系统、皮肤免疫系统

    E. 免疫器官、免疫组织、免疫细胞、免疫分子

(二)多选题

1. 免疫细胞包括( )

    A. 抗原提呈细胞

    B. 淋巴细胞

    C. 单核-巨噬细胞

    D. 粒细胞

    E. 红细胞

2. 属于固有免疫应答的细胞包括( )

    A. 单核-巨噬细胞

    B. NK 细胞

    C. B 细胞

    D. T 细胞

    E. 多形核中性粒细胞

3. 适应性免疫应答的主要执行细胞包括( )

    A. T 细胞

    B. B 细胞

    C. NK 细胞

    D. 单核-巨噬细胞

    E. 肥大细胞

(三)填空题

1. 免疫系统是由 _____、_____、_____组成。

2. 免疫系统三大功能包括：_____、_____、_____。

3. 适应性免疫应答有_____、_____、_____、_____四大特点。

(四)名词解释

1. 免疫

2. 免疫防御

3. 免疫监视

4. 免疫稳定

(五)问答题

1. 试述固有免疫应答和适应性免疫应答的区别。

2. 试述适应性免疫应答的特点。

二、免疫器官和组织

(一)单选题

1. 免疫系统的组成包括( )

    A. 中枢免疫器官和外周免疫器官

    B. 免疫细胞、黏膜免疫系统和骨髓

    C. 淋巴结、脾脏和黏膜相关淋巴组织

    D. 免疫分子、黏膜免疫系统和皮肤免疫系统

    E. 免疫器官、免疫细胞和免疫分子

2. 属于中枢免疫器官的是( )

    A. 淋巴结

    B. 扁桃体

    C. 胸腺

    D. 脾脏

    E. 黏膜相关淋巴组织

3. 外周免疫器官不包括( )

    A. 脾脏

    B. 淋巴结

    C. 肠系膜淋巴结

    D. 骨髓

    E. 阑尾

4. 属于外周免疫器官的是( )

    A. 骨髓、黏膜相关淋巴组织

    B. 胸腺、淋巴结、脾

    C. 胸腺、淋巴结、黏膜组织

    D. 脾、淋巴结、黏膜相关淋巴组织

    E. 骨髓、胸腺

5. 免疫细胞产生、发育、分化成熟的场所为( )

    A. 胸腺和淋巴结

    B. 脾脏和胸腺

    C. 骨髓和黏膜免疫系统

    D. 淋巴结和脾脏

    E. 胸腺和骨髓

6. 人类 T 细胞分化成熟的场所是( )

    A. 骨髓

    B. 胸腺

C. 腔上囊

D. 淋巴结

E. 脾

7. 人体中最大的外周免疫器官是（　　）

A. 胸腺

B. 法氏囊

C. 脾脏

D. 淋巴结

E. 骨髓

8. B 细胞主要定居在淋巴结的（　　）

A. 皮质区

B. 深皮质区

C. 浅皮质区

D. 副皮质区

E. 髓窦

9. 人类 B 淋巴细胞分化成熟的场所是（　　）

A. 腔上囊

B. 脾

C. 骨髓

D. 淋巴结

E. 胸腺

10. 黏膜相关淋巴组织中的 B 细胞主要分泌（　　）

A. IgG 类抗体

B. IgM 类抗体

C. IgE 类抗体

D. SIgA 类抗体

E. IgD 类抗体

11. 既可来源于髓系祖细胞，又可来源于淋巴系祖细胞的免疫细胞是（　　）

A. 单核-巨噬细胞

B. 中性粒细胞

C. NK 细胞

D. T 细胞

E. 树突状细胞

(二)多选题

1. 脾脏的免疫功能包括（　　）

A. 各种免疫细胞定居的场所

B. 全身血液的滤过器

C. 免疫应答发生的场所

D. 产生抗体的场所

E. 各种免疫细胞发育的场所

2. B 细胞主要位于外周免疫器官中的（　　）

A. 淋巴结的浅皮质区

B. 脾脏白髓的动脉周围淋巴鞘内的淋巴滤泡

C. 扁桃体

D. 阑尾

E. 鼻相关淋巴组织

3. T 细胞主要位于外周免疫器官中的（　　）

A. 脾动脉周围淋巴鞘

B. 淋巴结浅皮质区淋巴滤泡

C. 淋巴结浅皮质区生发中心

D. 淋巴结副皮质区

E. 脾索

4. 骨髓的功能是（　　）

A. 各类血细胞和免疫细胞发生的场所

B. B 细胞分化成熟的场所

C. T 细胞分化成熟的场所

D. 体液免疫应答发生的场所

E. 细胞免疫应答发生的场所

5. 黏膜免疫系统包括（　　）

A. 扁桃体

B. 派尔集合淋巴结

C. 阑尾

D. M 细胞

E. 上皮细胞间淋巴细胞（IEL）

（三）填空题

1. 免疫器官按其功能不同，可分为 _____ 和 _____，二者通过 _____ 和 _____ 互相联系。

2. 中枢免疫器官是免疫细胞发生、分化、发育、成熟的场所，包括 _____ 和 _____；外周免疫器官包括 _____、_____、_____。

（四）名词解释

黏膜免疫系统

（五）问答题

试述免疫器官的组成和功能。

三、抗原

(一)单选题

1. 抗原的免疫原性是指(　　)

   A. 刺激机体免疫系统，产生抗体的性能

   B. 刺激机体免疫系统，产生致敏淋巴细胞的性能

   C. 与相应抗体在体内、外特异性结合的性能

   D. 与相应致敏淋巴细胞在体内、外特异性结合的性能

   E. 刺激机体免疫系统，产生抗体和(或)致敏淋巴细胞的性能

2. 抗原表面能与相应抗体结合的特殊化学基团称为(　　)

   A. 表位(抗原决定基或抗原决定簇)

   B. 半抗原

   C. 共同抗原

   D. 类属抗原

   E. 异嗜性抗原

3. 决定抗原特异性的物质基础是(　　)

   A. 抗原决定基

   B. 抗原的大小

   C. 抗原的电荷性质

   D. 载体的性质

   E. 抗原的物理性状

4. 可诱导机体自身产生免疫应答的自身物质是(　　)

   A. 红细胞

   B. 白细胞

   C. 血小板

   D. 精液

   E. 血浆

5. TD - Ag 得名，是因为它(　　)

   A. 在胸腺中产生

   B. 相应抗体在胸腺中产生

   C. 对此抗原不产生体液免疫

   D. 只引起迟发型变态反应

   E. 相应的抗体产生需要 T 细胞辅助

6. 异嗜性抗原是一种(　　)

   A. 共同抗原

   B. 自身抗原

   C. 半抗原

    D. 同种异型抗原

    E. 超抗原

7. 对人体没有免疫原性的物质是（　　）

    A. 自身移植的皮肤

    B. 异体移植的皮肤

    C. 自身释放的晶状体蛋白

    D. 动物的免疫血清

    E. 异种血型的红细胞

8. 半抗原是指（　　）

    A. 有免疫原性和免疫反应性

    B. 有免疫反应性，但没有免疫原性

    C. 有免疫原性，但没有免疫反应性

    D. 既没有免疫原性，也没有免疫反应性

    E. 多数为蛋白质

9. 许多抗原称为胸腺依赖性抗原，是因为（　　）

    A. 在胸腺中产生的

    B. 相应抗体是在胸腺中产生的

    C. 对此抗原不产生体液免疫

    D. 仅存在于 T 细胞

    E. 只有在 T 细胞辅助下才能产生针对这种抗原的抗体

10. 只具有与抗体结合能力，而单独不能诱导抗体产生的物质是（　　）

    A. 自身抗原

    B. 完全抗原

    C. 半抗原

    D. 胸腺依赖性抗原

    E. 胸腺非依赖性抗原

11. 同一种属不同个体之间所存在的抗原是（　　）

    A. 同种异型抗原

    B. 异种抗原

    C. 自身抗原

    D. 独特型抗原

    E. 超抗原

12. 抗体对具有相同或相似决定基的不同抗原的反应称为（　　）

    A. 特异性反应

    B. 交叉反应

    C. 非特异性反应

    D. 过敏反应

E. 以上都不是

13. 从抗原化学性质来讲，免疫原性最强的是（　　）

    A. 脂多糖

    B. 多糖类

    C. 蛋白质

    D. DNA

    E. 脂肪

14. 与载体蛋白偶联后可获得免疫原性的物质是（　　）

    A. 半抗原

    B. 完全抗原

    C. 酵母多糖

    D. 超抗原

    E. 脂多糖

15. 能激活 B 细胞的超抗原是（　　）

    A. 金黄色葡萄球菌蛋白 A

    B. 小鼠乳腺肿瘤病毒蛋白

    C. 热休克蛋白

    D. B 细胞丝裂原

    E. 荚膜多糖

16. 马血清抗毒素对人而言属于（　　）

    A. 异种抗原

    B. 同种异型抗原

    C. 独特型抗原

    D. 共同抗原

    E. 合成抗原

17. 引起同胞兄弟之间移植排斥反应的抗原属于（　　）

    A. 异种抗原

    B. 同种异型抗原

    C. 自身抗原

    D. 独特型抗原

    E. 共同抗原

18. 类毒素的性质是（　　）

    A. 有免疫原性，有毒性

    B. 无免疫原性，无毒性

    C. 有免疫原性，无毒性

    D. 有毒性，无免疫原性

    E. 有过敏原性，有毒性

19. 超抗原是指（　　　）

    A. 可以多克隆激活某些 T 细胞

    B. 须经抗原提呈细胞加工处理

    C. 与自身免疫病无关

    D. 有严格的 MHC 限制性

    E. 只能活化一个相应的 T 细胞克隆

（二）多选题

1. 属于隐蔽抗原的是（　　　）

    A. 甲状腺球蛋白

    B. 脑组织

    C. 眼晶体蛋白

    D. AFP

    E. 精子

2. 属于同种异型抗原的是（　　　）

    A. ABO 系统

    B. HLA

    C. Rh 系统

    D. 补体系统

    E. AFP

3. TD - Ag 引起免疫应答的特点是（　　　）

    A. 需 Th 细胞辅助

    B. 能引起体液免疫应答

    C. 能引起再次应答

    D. 能诱导记忆细胞形成

    E. 不能诱导记忆细胞形成

4. TI - Ag 引起免疫应答的特点是（　　　）

    A. 能引起细胞免疫应答

    B. 不能引起再次应答

    C. 能诱导记忆细胞形成

    D. 只产生 IgM

    E. 需 Th 细胞辅助

（三）填空题

1. 人类的同种异型抗原主要有_____、_____、_____、_____。

2. 刺激机体产生抗体需要 T 细胞辅助的抗原称为_____，绝大多数蛋白质抗原及细胞抗原属于此类抗原。

3. 刺激机体产生抗体无须 T 细胞辅助的抗原称为_____，少数多糖、脂多糖物质属于此类抗原。

(四)名词解释

1. 抗原

2. 半抗原

3. 抗原表位

4. 异嗜性抗原

5. 共同抗原表位

6. 超抗原

7. 佐剂

(五)问答题

1. 决定抗原免疫原性的因素有哪些?

2. 试比较 T 细胞表位与 B 细胞表位的特性。

四、抗体

(一)单选题

1. 在感染发生过程中最早出现的 Ig 是(　　)

 A. IgA 类抗体

 B. IgM 类抗体

 C. IgG 类抗体

 D. IgD 类抗体

 E. IgE 类抗体

2. 产生抗体的细胞是(　　)

 A. T 细胞

 B. B 细胞

 C. NK 细胞

 D. 浆细胞

 E. 肥大细胞

3. 经木瓜蛋白酶水解 IgG 后可获得(　　)

 A. 1 个 $F(ab')_2$ 片段

 B. 2 个相同的 Fab 片段和 1 个 Fc 段

 C. 4 个 Fab 片段

 D. 1 个 $F(ab')_2$ 片段和 1 个 Fc 段

 E. 1 个 Fc 段

4. 宫内感染时,胎血中含量升高的 Ig 是(　　)

 A. IgA 类抗体

 B. IgG 类抗体

 C. IgM 类抗体

 D. IgD 类抗体

E. IgE 类抗体

5. 寄生虫感染时水平明显升高的 Ig 是(　　　)

　　A. IgG

　　B. IgA

　　C. IgM

　　D. IgD

　　E. IgE

6. 抗体结构中与抗原结合的部位是(　　　)

　　A. CH 区

　　B. VH 区

　　C. CL 区

　　D. VL 区

　　E. VH 与 VL 区

7. 血清半衰期最长的 Ig 是(　　　)

　　A. IgG

　　B. IgM

　　C. IgE

　　D. IgD

　　E. IgA

8. 天然 ABO 血型抗体是(　　　)

　　A. IgA 类抗体

　　B. IgM 类抗体

　　C. IgG 类抗体

　　D. IgD 类抗体

　　E. IgE 类抗体

9. 新生儿从母乳中获得的 Ig 是(　　　)

　　A. IgA 类抗体

　　B. IgM 类抗体

　　C. IgG 类抗体

　　D. IgD 类抗体

　　E. IgE 类抗体

10. 在种系发生过程中最早出现的 Ig 是(　　　)

　　A. IgG 类抗体

　　B. IgM 类抗体

　　C. IgE 类抗体

　　D. IgD 类抗体

　　E. IgA 类抗体

11. 唯一能通过胎盘的 Ig 是（　　　）

    A. IgG

    B. IgA

    C. IgM

    D. IgD

    E. IgE

12. 能与肥大细胞表面 FcR 结合，并介导 I 型超敏反应的主要 Ig 是（　　　）

    A. IgA

    B. IgD

    C. IgE

    D. IgM

    E. IgG

13. 不是抗体的物质是（　　　）

    A. 抗毒素血清

    B. 胎盘球蛋白

    C. 淋巴细胞抗血清

    D. 植物血凝素

    E. 白喉抗毒素

14. 与抗原结合后，激活补体能力最强的 Ig 是（　　　）

    A. IgA

    B. IgD

    C. IgM

    D. IgG

    E. IgE

15. 胎儿宫内感染时，脐血中增高的 Ig 是（　　　）

    A. IgA

    B. IgM

    C. IgMG

    D. IgD

    E. IgE

16. 合成 SIgA 分泌片的细胞是（　　　）

    A. 巨噬细胞

    B. 血管内皮细胞

    C. 浆细胞

    D. 黏膜上皮细胞

    E. 肥大细胞

17. 人体内开始合成 IgM 的时间是（　　　）

    A. 胎儿早期

    B. 胎儿晚期

    C. 出生后 1 个月

    D. 出生后 3 个月

    E. 出生后 6 个月

18. 各种 Ig 单体分子共有的特性是(　　)

    A. 与靶细胞结合后能介导 ADCC 作用

    B. 具有两个完全相同的抗原结合部位

    C. 轻链与重链以非共价键结合

    D. 与抗原结合后能激活补体

    E. 与颗粒性抗原结合后能介导调理吞噬作用

19. IgG 分子能与细胞表面 FcR 结合的区域是(　　)

    A. VL

    B. VH

    C. CH1

    D. CH2

    E. CH3

20. 介导 NK 细胞、巨噬细胞、中性粒细胞发挥 ADCC 效应的 Ig 主要是(　　)

    A. IgA

    B. IgM

    C. IgG

    D. IgD

    E. IgE

21. 决定 Ig 类别的抗原决定簇存在于 Ig 分子的(　　)

    A. 轻链恒定区

    B. 轻链可变区

    C. 重链铰链区

    D. 重链恒定区

    E. 重链可变区

22. Ig 分子的基本结构是(　　)

    A. 由 2 条重链和 2 条轻链组成的 4 肽链结构

    B. 由 1 条重链和 1 条轻链组成的 2 肽链结构

    C. 由 2 条相同的重链和 2 条相同的轻链组成的 4 肽链结构

    D. 由 1 条重链和 2 条轻链组成的 3 肽链结构

    E. 由 4 条相同的肽链组成的 4 肽链结构

(二)多选题

1. 关于抗体的叙述,正确的是(　　)

A. 抗体可以看作是生物学功能上的概念

B. 抗体与抗原结合的特异性与 Ig 的类、亚类、型和亚型无关

C. 抗体能与相应抗原结合，也能刺激机体产生相应抗体

D. 抗体可以看作是化学结构上的概念

E. 抗体是免疫球蛋白

2. 免疫球蛋白的功能有（　　）

A. 激活补体

B. 调理作用

C. 通过胎盘

D. ADCC

E. 介导迟发型超敏反应

3. 与 ADCC 有关的是（　　）

A. 特异性抗体与靶细胞结合

B. Mφ、NK 细胞、中性粒细胞表面 FcR 与抗体 Fc 段的结合

C. 对靶细胞的杀伤作用是非特异性的

D. 需要补体参加

E. 需要 IgG 参加

4. IgG 经胃蛋白酶水解后可得到（　　）

A. 1 个 F(ab')2 段

B. 2 个 Fab 段

C. 2 个 F(ab')2 段

D. pFc'

E. 1 个 Fc 段

5. IgM 的特性包括（　　）

A. 是分子量最大的 Ig

B. 无铰链区

C. 主要在血液中发挥抗感染作用

D. 是最早合成的 Ig

E. 能穿过胎盘

6. 关于 Ig 的功能区，下列正确的是（　　）

A. Ig 的功能区是 H 链与 L 链折叠形成的球形结构

B. L 链有 2 个功能区，H 链有 4 个或 5 个功能区

C. Ig 的多肽链属于 β 折叠结构

D. 各功能区氨基酸序列有高度同源性

E. 各功能区有不同的功能

7. 关于 IgM 的生物学功能，下列正确的是（　　）

A. 在机体早期免疫防御中起重要作用

B. 初次免疫接种后最先产生的抗体

C. B 淋巴细胞抗原受体的重要成分

D. 大多数抗菌抗体、抗病毒抗体、抗毒素抗体都属于 IgM

E. 能激活补体

(三)填空题

1. 免疫球蛋白分子是有两条相同的_____和两条相同的_____通过_____连接而成的四肽链结构。

2. 免疫球蛋白轻链可分为_____型和_____型。

3. 用木瓜蛋白酶水解 IgG 可得到两个相同的_____片段和一个_____片段，前者的抗原结合价为 1；用胃蛋白酶水解 IgG 则可获得一个抗原结合价为 2 的_____片段和无生物学活性的_____片段。

(四)名词解释

1. 抗体

2. 免疫球蛋白

3. ADCC

4. 单克隆抗体

5. 基因工程抗体

(五)问答题

1. 试述免疫球蛋白的基本结构。

2. 试述免疫球蛋白的主要生物学功能。

3. 试述五类免疫球蛋白的特性及主要生物学功能。

五、补体系统

(一)单选题

1. 补体系统是（　　　）

A. 正常血清中的单一组分，可被抗原-抗体复合物激活

B. 存在正常血清中，是一组对热稳定的组分

C. 正常血清中的单一组分，随抗原刺激而血清含量升高

D. 由 30 多种蛋白组成的多分子系统，具有酶的活性和自我调节作用

E. 正常血清中的单一组分，其含量很不稳定

2. 正常人血清中含量最高的补体成分是（　　　）

A. C1

B. C4

C. C3

D. C5

E. C2

3. 与抗原结合后，可激活补体经典途径的 Ig 是（　　　）

  A. IgM 和 IgE

  B. IgD 和 IgM

  C. IgA 和 IgG

  D. SIgA 和 IgG

  E. IgG 和 IgM

4. 具有调理作用的补体活性片段是(　　)

  A. C3b 和 C4b

  B. C2b 和 C4b

  C. C3b 和 C5b

  D. C3a 和 C3b

  E. C3a 和 C5a

5. 关于补体三条激活途径的叙述,下列错误的是(　　)

  A. 三条途径的膜攻击复合物相同

  B. 旁路途径在感染后期发挥作用

  C. 经典途径从 C1 激活开始

  D. 旁路途径从 C3 激活开始

  E. 经典途径中形成的 C3 转化酶是 C4b2a

6. 补体系统三条激活途径均必须有(　　)

  A. C1q

  B. C4 和 C2

  C. C5～C9

  D. B 因子

  E. D 因子

7. 补体替代(旁路)途径的"激活物"是(　　)

  A. 免疫复合物

  B. 细菌脂多糖

  C. 病原体甘露糖残基

  D. MBL

  E. 以上均不对

8. 补体经典激活途径中形成的 C3 转化酶是(　　)

  A. C4b2a

  B. C3bBb

  C. C4b2a3b

  D. C3nBb

  E. C3bBbp

9. 同时参与经典、旁路及 MBL 三条激活途径的补体成分是(　　)

  A. C1

    B. C2

    C. C3

    D. C4

    E. B因子

10. 经典途径中，激活补体能力最强的免疫球蛋白是（　　）

    A. IgG

    B. IgE

    C. IgA

    D. IgM

    E. IgD

11. 既有趋化作用又可激发肥大细胞释放组胺的补体裂解产物是（　　）

    A. C3b

    B. C4b

    C. C4a

    D. C2a

    E. C5a

12. 旁路激活途径中形成的 C5 转化酶是（　　）

    A. C3bBbP

    B. C4b2a

    C. C3bBb

    D. C3bBb3b

    E. C5b～9

13. 三条补体激活途径的共同点是（　　）

    A. 参与的补体成分相同

    B. 所需离子相同

    C. C3 转化酶的组成相同

    D. 激活物质相同

    E. 膜攻击复合物的形成及其溶细胞效应相同

14. 经典途径中各补体成分激活的顺序是（　　）

    A. C143256789

    B. C124536789

    C. C142356789

    D. C124356789

    E. C123456789

15. 与 C5 转化酶形成无关的补体成分是（　　）

    A. C3

    B. C2

C. C4

D. C5

E. B 因子

16. 能协助清除免疫复合物的补体裂解片段是( )

A. C3a

B. C3b

C. C5a

D. iC3b

E. C3d

17. 参与溶细胞效应的补体成分是( )

A. C3b

B. C4b2b

C. C5b~9

D. C5b67

E. C4b2b3b

18. 能抑制 C1r 和 C1s 酶活性的物质是( )

A. C8bp

B. DAF

C. C1INH

D. S 蛋白

E. C4bp

19. 可协助 I 因子裂解 C3b 作用的是( )

A. H 因子

B. DAF

C. C4bp

D. P 因子

E. HRF

20. 在抗感染过程中，补体发挥作用依次出现的途径是( )

A. 经典途径—MBL 途径—旁路途径

B. 旁路途径—经典途径—MBL 途径

C. 旁路途径—MBL 途径—经典途径

D. 经典途径—旁路途径—MBL 途径

E. MBL 途径—经典途径—旁路途径

21. 补体促进吞噬细胞的吞噬作用被称为补体的( )

A. 炎症介质作用

B. 中和及溶解病毒作用

C. 免疫黏附作用

    D. 溶菌和细胞毒作用

    E. 调理作用

22. 灭活 C3b 的补体调节因子是(　　)

    A. I 因子

    B. C4bP

    C. C8bP

    D. S 蛋白

    E. DAF

23. 在激活效应的放大作用中起重要作用的补体成分是(　　)

    A. C1

    B. C2

    C. C3

    D. C4

    E. C5

24. 全身性细菌感染时,补体活性片段主要通过(　　)途径发挥免疫效应作用。

    A. 清除免疫复合物

    B. ADCC

    C. 调理作用

    D. 溶解细胞作用

    E. 引起炎症反应

25. 关于补体活化的 MBL 途径,下列错误的是(　　)

    A. 激活起始于 MBL 与病原体结合后

    B. MBL 具有酶活性

    C. 其 C3 转化酶是 C4b2a

    D. 参与非特异性免疫,在感染的早期发挥作用

    E. C 反应蛋白可激活 C1q

26. 参与补体正向调节的因子是(　　)

    A. S 蛋白

    B. D 因子

    C. P 因子

    D. DAF

    E. C8 结合蛋白

(二)多选题

1. 关于补体系统的叙述,下列正确的是(　　)

    A. 补体成分大多数以非活性的酶前体形式存在于血清中

    B. 补体系统激活的三条途径均是酶的级联反应

    C. 补体系统在非特异性免疫和特异性免疫中发挥作用

D. 补体系统的激活具有放大效应

E. 激活的补体具有生理作用和病理作用

2. 补体的主要产生细胞包括（　　　）

 A. 成纤维细胞

 B. 浆细胞

 C. 肝细胞

 D. NK 细胞

 E. 巨噬细胞

3. 属于调理素的补体裂解片段包括（　　　）

 A. C2b

 B. C3b

 C. C4b

 D. C4a

 E. iC3b

4. C3b 的生物学效应包括（　　　）

 A. 介导细胞溶解

 B. 免疫调节

 C. ADCC

 D. 调理作用

 E. 过敏毒素

5. 补体系统的组成包括（　　　）

 A. 参与经典途径的 C1～C9

 B. 参与旁路途径的 B 因子、D 因子、P 因子

 C. 参与 MBL 途径的 MBL、丝氨酸蛋白酶、C 反应蛋白

 D. 补体调节蛋白 I 因子、H 因子、C4bp 等

 E. CR1、CR2、CR3 等补体受体

6. 关于补体生物学作用的叙述，下列正确的是（　　　）

 A. 参与宿主早期抗感染

 B. 维持机体内环境稳定

 C. 参与适应性免疫应答

 D. 参与免疫记忆

 E. 参与炎症反应

7. 补体系统激活过程的调节包括（　　　）

 A. 自行衰变的调节

 B. C4bp 抑制 C4b 与 C2 结合

 C. C8bp 抑制 MAC 形成

 D. 正反馈途径的扩大效应

E. I 因子、H 因子在旁路途径中起到重要的调节作用

8. 关于补体活性片段介导的生物学效用，下列正确的是（　　）

    A. C3a 可介导炎症反应

    B. C3b 与 B 细胞表面的 CR1 结合可促进 B 细胞增殖分化为浆细胞

    C. 杀伤细胞结合 C3b 后可增强对靶细胞的 ADCC 作用

    D. C3d 可促进 B 细胞活化

    E. iC3b 具有调理作用

9. 补体的生物学作用包括（　　）

    A. 溶细胞效应

    B. 调理作用

    C. 引起炎症反应

    D. 参与适应性免疫应答

    E. ADCC

10. 关于补体经典激活途径的叙述，下列错误的是（　　）

    A. C1q 分子有 6 个结合部位，必须与 Ig 桥联后才能激活后续的补体成分

    B. C1r 具有酯酶活性，能活化 C1s

    C. C4 是 C1 的底物，C4b 很不稳定

    D. 可裂解 C5 产生 C5a 和 C5b

    E. 可损伤细胞膜，但结合 C9 后才引起细胞膜的损伤

11. 关于旁路激活途径的叙述，下列正确的是（　　）

    A. 激活物质不是抗原-抗体复合物

    B. 越过 C1、C4、C2，直接激活 C3

    C. B 因子、D 因子、P 因子参与作用

    D. 可通过 C3b 的正反馈途径产生更多的 C3b

    E. C3 转化酶是 C4b2a

（三）填空题

1. 具有调理作用的补体活性片段有_____、_____和_____。

2. 被称为过敏毒素的补体活性片段有_____、_____和_____。

3. 经典激活途径的 C3 转化酶是_____，C5 转化酶是_____。

4. 旁路激活途径的 C3 转化酶是_____，C5 转化酶是_____。

5. 经典激活途径的激活物是_____。

6. 经典激活途径的激活是从补体系统的_____成分开始，旁路激活途径的激活是从补体系统的_____成分开始。

（四）名词解释

1. 补体系统

2. 补体活化的经典途径

3. 补体活化的 MBL 途径

4. 补体活化的旁路途径

(五)问答题

1. 补体系统具有哪些生物学作用?

2. 试比较三条补体激活途径的主要区别。

六、细胞因子

(一)单选题

1. 细胞因子不包括( )

    A. 肿瘤坏死因子

    B. 抗体

    C. 白细胞介素

    D. 生长因子

    E. 干扰素

2. 选择性刺激造血干细胞增殖分化的细胞因子是( )

    A. IL

    B. TNF

    C. IFN

    D. CSF

    E. TGF

3. 能使红细胞样前体细胞增殖分化为成熟红细胞的细胞因子是( )

    A. IL - 1

    B. IL - 2

    C. IL - 4

    D. IFN

    E. EPO

4. 主要功能是抗病毒感染的细胞因子是( )

    A. 干扰素

    B. 红细胞生成素

    C. 肿瘤坏死因子

    D. 白细胞介素

    E. 趋化性细胞因子

5. 主要刺激粒细胞系前体细胞分化的细胞因子是( )

    A. G - CSF

    B. IL - 1

    C. IL - 3

    D. GM - CSF

    E. IL - 7

6. 在 Ig 类别转化中，能促进 IgM 转化为 IgE 的细胞因子是（　　）

    A. IL - 4

    B. TNF

    C. IL - 2

    D. IL - 1

    E. IL - 6

7. 使已激活的 T 淋巴细胞继续增殖分化的细胞因子是（　　）

    A. IL - 1

    B. IL - 2

    C. IL - 3

    D. IL - 6

    E. IL - 5

8. 能直接杀伤肿瘤细胞的细胞因子是（　　）

    A. IL - 1

    B. IFN

    C. TNF

    D. IL - 6

    E. IL - 4

9. Th1 细胞被认为可分泌（　　）

    A. IL - 2

    B. IL - 3

    C. IFN - γ

    D. GM - CSF

    E. 以上均正确

10. 抗肿瘤效果最佳的细胞因子是（　　）

    A. IL - 1

    B. TNF

    C. 抗生素

    D. 补体

    E. PHA

11. 关于细胞因子的叙述，正确的是（　　）

    A. 一种细胞因子有多种生物学活性

    B. 细胞因子的作用具有高度特异性

    C. 细胞因子的作用受 MHC 限制

    D. 细胞因子间无相互作用

    E. 细胞因子均由一条肽链组成

12. 细胞因子不具备的特性是（　　）

A. 多效性

B. 拮抗性

C. 重叠性

D. 特异性

E. 协同性

13. 关于细胞因子的叙述，下列错误的是( )

A. 一般是小分子量蛋白质

B. 与 CKR 结合后才能发挥作用

C. 生物学效应具有拮抗性

D. 生物学效应具有重叠性

E. 主要以内分泌方式发挥作用

14. 刺激 B 细胞产生 IgA 的主要细胞因子是( )

A. TGF - β

B. IFN - γ

C. IL - 10

D. TNF - β

E. IL - 18

15. 能促进未致敏的 CD4$^+$T 细胞分化成 Th1 细胞的细胞因子是( )

A. IL - 1

B. IL - 12

C. IL - 4

D. IL - 6

E. IL - 10

16. 能介导白细胞间相互作用的细胞因子是( )

A. 单核因子

B. IFN

C. TNF

D. CSF

E. IL

17. 能促进未致敏的 CD4$^+$T 细胞分化成 Th2 细胞的细胞因子是( )

A. IL - 1

B. IL - 2

C. IL - 3

D. IL - 4

E. IL - 5

18. 能增强 MHC I 类分子表达的细胞因子是( )

A. TGF

    B. IFN

    C. TNF

    D. CSF

    E. IL－2

19. Th1 细胞通过产生(　　)抑制 Th2 细胞的活性。

    A. IL－1

    B. IFN－γ

    C. TNF

    D. CSF

    E. IL－4

(二)多选题

1. 细胞因子的作用特点是(　　)

    A. 产生和作用具有多向性

    B. 以旁分泌和自分泌方式发挥作用

    C. 与 CKR 结合后才发挥作用

    D. 具有高效性

    E. 以网络形式发挥作用

2. 能促进 B 细胞在分化过程中发生类别转换的细胞因子包括(　　)

    A. IL－4

    B. IL－12

    C. IL－15

    D. TGF－β

    E. CSF

3. 下列有关 IFN－γ 的叙述，正确的是(　　)

    A. 能激活 CTL

    B. 是一种重要的巨噬细胞激活因子

    C. 能刺激有核细胞表达 MHC I 类分子

    D. 能增强 NK 细胞的杀伤活性

    E. 主要由活化 T 细胞和 NK 细胞产生

4. 细胞因子的生物学效应具有(　　)

    A. 多效性

    B. 重叠性

    C. 拮抗性

    D. 协同性

    E. 特异性

5. 细胞因子分泌的特点是(　　)

    A. 多细胞来源，一种 CK 可由不同类型细胞产生

  B. 一种细胞只能产生一种细胞因子

  C. 以自分泌方式作用于产生细胞本身

  D. 以旁分泌方式作用于邻近细胞

  E. 以内分泌方式作用于远处靶细胞

6. 细胞因子的生物学活性包括（ ）

  A. 抗菌作用

  B. 抗病毒作用

  C. 中和作用

  D. 调理作用

  E. 刺激造血

7. 能刺激 B 淋巴细胞增殖的细胞因子包括（ ）

  A. TGF - β

  B. IFN - α

  C. IL - 6

  D. IL - 13

  E. IL - 8

8. 细胞因子及其相关制剂已被 FDA 批准用于治疗（ ）

  A. 慢性肉芽肿病

  B. 肿瘤化疗后白细胞减少

  C. 转移性肾细胞癌

  D. 多发性硬化症

  E. 类风湿性关节炎

9. 下列有关 TNF - α 的叙述，正确的是（ ）

  A. 能增加血管的通透性

  B. 能促进 IgG 进入感染部位

  C. 能激活 NK 细胞

  D. 能引起发热反应

  E. 主要由激活的 T 细胞产生

(三)填空题

1. 细胞因子按结构和功能可分为 ＿＿＿＿＿ 、 ＿＿＿＿＿ 、 ＿＿＿＿＿ 、 ＿＿＿＿＿ 、 ＿＿＿＿＿ 、 ＿＿＿＿＿ 六类。

2. 细胞因子的主要生物学活性包括 ＿＿＿＿＿ 、 ＿＿＿＿＿ 、 ＿＿＿＿＿ 、 ＿＿＿＿＿ 、 ＿＿＿＿＿ 。

3. 细胞因子通常以 ＿＿＿＿＿ 或 ＿＿＿＿＿ 形式作用于邻近细胞或细胞因子产生细胞本身，也可通过 ＿＿＿＿＿ 方式作用于远处的细胞。

4. 介导炎症反应的细胞因子主要包括 ＿＿＿＿＿ 、 ＿＿＿＿＿ 、 ＿＿＿＿＿ 和 ＿＿＿＿＿ 。

5. 由 ＿＿＿＿＿ 产生的细胞因子称为淋巴因子；由 ＿＿＿＿＿ 产生的细胞因子称为单

核因子；可刺激骨髓干细胞或祖细胞分化成熟的细胞因子称为_____。

6. TNF 分为两种，即 TNF - α 和 TNF - β。前者主要由_____产生；后者主要由活化的_____产生。

（四）名词解释

1. 细胞因子

2. 干扰素（IFN）

3. 肿瘤坏死因子（TNF）

（五）问答题

试述细胞因子分类及其共同特点。

七、白细胞分化抗原和黏附因子

（一）单选题

1. 白细胞分化抗原是指（   ）

    A. 白细胞表面的全部膜分子

    B. T 淋巴细胞表面的膜分子

    C. 淋巴细胞表面的膜分子

    D. 主要为 TCR 和 BCR

    E. 白细胞在正常分化成熟为不同谱系、不同阶段以及活化中出现或消失的细胞表面标记

2. 关于黏附分子的概念，正确的是（   ）

    A. 细胞在正常分化、成熟、活化过程中出现或消失的表面标记

    B. 介导细胞之间或细胞与基质之间相互接触和结合的一类分子

    C. 由活化的细胞分泌的调节多种细胞生理功能的小分子多肽

    D. 体液中正常存在的具有酶活性和自我调节作用的大分子系统

    E. 是一组广泛参与免疫应答并代表个体特异性的抗原分子

3. 整合素家族得名是因为（   ）

    A. 介导细胞与细胞外基质的黏附，使细胞附着而形成整体

    B. 分子结构、肽链氨基酸组成与免疫球蛋白有一定同源性

    C. 介导淋巴细胞的归巢

    D. 介导同型细胞间相互聚集的黏附分子

    E. 以上都不是

4. 下列 CD 分子中，是"HIV"受体的是（   ）

    A. CD3

    B. CD4

    C. CD8

    D. CD21

    E. CD40

5. CD2 分子的配体主要是（　　　）

   A. CD3

   B. CD4

   C. CD8

   D. CD28

   E. CD58

6. CD21 分子又称为（　　　）

   A. 补体受体 3

   B. EB 病毒受体

   C. 淋巴细胞功能相关抗原 2

   D. 淋巴细胞功能相关抗原 3

   E. 绵羊红细胞受体

7. 下列关于 CD28 分子的叙述，错误的是（　　　）

   A. CD28 分子是由二硫键相连的异源二聚体

   B. CD28 分子的配体是 B7 家族

   C. 90％CD4$^+$T 细胞可表达 CD28

   D. CD28 提供 T 细胞活化的辅助信号

   E. 50％CD8$^+$T 细胞可表达 CD28

8. 白细胞分化抗原的组成大多数是（　　　）

   A. 跨膜蛋白或糖蛋白

   B. 跨膜磷脂

   C. 跨膜糖脂

   D. 跨膜无机物

   E. 跨膜有机物

9. 选择素分子的主要作用是（　　　）

   A. 在血流状态下介导白细胞与血管内皮细胞的起始黏附

   B. 在炎症渗出中，介导白细胞穿越血管内皮细胞的过程

   C. 在生长发育过程中，介导同型细胞间的黏附作用

   D. 主要参与细胞间的相互识别作用

   E. 主要介导淋巴细胞向中枢免疫器官的归巢

10. 淋巴细胞归巢是指（　　　）

   A. 成熟淋巴细胞向中枢免疫器官的迁移

   B. 淋巴细胞的一种定向迁移形式

   C. 淋巴细胞随血流到达全身器官

   D. 未成熟 T 细胞在胸腺内从皮质移行到髓质

   E. 以上都不是

11. 既作为淋巴细胞的归巢受体，又与肿瘤转移有关的是（　　　）

  A. CD2

  B. CD3

  C. CD4

  D. CD8

  E. CD44

12. 归巢受体表达在（　　）

  A. 血管内皮细胞表面

  B. APC 表面

  C. 血小板表面

  D. 红细胞表面

  E. 淋巴细胞表面

13. 黏附分子的作用不包括（　　）

  A. 参与淋巴细胞的归巢

  B. 参与炎症的形成

  C. 参与免疫细胞的发育与分化

  D. 参与补体系统的激活

  E. 参与血栓形成

14. LFA - 2 的配体分子是（　　）

  A. LFA - 1

  B. VLA - 1

  C. ICAM - 1

  D. CD2

  E. LFA - 3

（二）多选题

1. 细胞表面标志包括（　　）

  A. 膜抗原

  B. 细胞外基质

  C. 膜受体

  D. 可溶性因子

  E. MHC 分子

2. P 选择素主要分布于（　　）

  A. 白细胞

  B. 血小板

  C. 巨核细胞

  D. 红细胞

  E. 活化内皮细胞

（三）填空题

1. 黏附分子指介导_____相互接触和结合的一类分子，多为糖蛋白，分布于细胞表面或细胞外基质，以_____形式发挥作用。

2. 黏附分子根据结构特点可分为_____家族、_____家族、_____家族、_____家族等。

(四)名词解释

1. 白细胞分化抗原

2. CD

3. 细胞黏附分子

4. 整合素家族

5. 选择素家族

(五)问答题

试述白细胞分化抗原、CD分子和黏附分子的基本概念。

八、主要组织相容性复合体

(一)单选题

1. 人或动物体内代表个体特异性的能引起强烈而迅速的排斥反应的抗原系统称为(　　)

A. 组织相容性抗原

B. 移植抗原

C. 白细胞抗原

D. 主要组织相容性抗原系统

E. 主要组织相容性复合体

2. 编码主要组织相容性抗原系统的基因群称为(　　)

A. 组织相容性抗原

B. 移植抗原

C. 白细胞抗原

D. 主要组织相容性抗原系统

E. 主要组织相容性复合体

3. HLA的基因型是指(　　)

A. HLA基因在体细胞一条染色体上的组合

B. HLA基因在体细胞两条染色体上的组合

C. 一条染色体上的基因组合

D. 两条染色体上的基因组合

E. 某一个体HLA分子的特异性型别

4. 对人而言，HLA分子属于(　　)

A. 异嗜性抗原

B. 同种异型抗原

C. 异种抗原

    D. 共同抗原

    E. 改变修饰的自身抗原

5. 不表达 HLA I 类抗原的细胞是（　　　）

    A. 淋巴细胞

    B. 成熟红细胞

    C. 血小板

    D. 网织红细胞

    E. 粒细胞

6. 一般来说，与内源性抗原提呈有关的分子是（　　　）

    A. MHC Ⅱ 类分子

    B. CD1 分子

    C. MHC I 类分子

    D. MHC Ⅲ 类分子

    E. 黏附分子

7. HLA 复合体位于（　　　）

    A. 第 17 号染色体上

    B. 第 6 号染色体上

    C. 第 15 号染色体上

    D. 第 16 号染色体上

    E. 第 22 号染色体上

8. 关于 HLA 抗原，下列正确的是（　　　）

    A. 存在于红细胞上

    B. 只存在于白细胞上

    C. 只存在于淋巴细胞上

    D. 只存在于血小板上

    E. 存在于一切有核细胞上

9. 将健康人的组织或器官来替代患者丧失功能的组织和器官，常常会发生排斥反应，此时 HLA 分子被认为是（　　　）

    A. 同种异型抗原

    B. 异嗜性抗原

    C. 异种抗原

    D. 同种抗原

    E. 改变的自身抗原

10. 与 MHC Ⅱ 类分子结合的是（　　　）

    A. CD2

    B. CD3

    C. CD4

D. CD5

E. CD8

11. 与 MHC Ⅰ类分子结合的是(   )

A. CD2

B. CD3

C. CD4

D. CD5

E. CD8

12. 受 MHC Ⅱ类分子限制的是(   )

A. NK 细胞杀伤肿瘤细胞

B. APC 呈递抗原给 Th 细胞

C. Mφ 吞噬靶细胞

D. Tc 细胞杀伤靶细胞

E. B 淋巴细胞识别外来抗原

13. 根据移植物来源,肾存活率高的是(   )

A. 异种肾

B. 同种肾

C. 同卵双生同胞供体肾

D. 亲属供体肾

E. 父母的肾

14. 决定 MHC 分子多态性的因素是(   )

A. MHC 基因连锁不平衡

B. MHC 分子可以分裂

C. MHC 分子有相关性

D. MHC 分子间有交叉反应

E. MHC 基因是复等位基因,均为共显性

15. 根据单倍型遗传方式,同胞之间有一个单倍型相同的概率为(   )

A. 10%

B. 25%

C. 50%

D. 75%

E. 100%

16. HLA 分子多态性部位是(   )

A. 肽结合区

B. 跨膜区

C. Ig 样区

D. 胞质区

E. 以上都不是

17. 表达 HLA Ⅰ 类分子密度最高的细胞是（　　）

    A. 肝细胞

    B. 肌肉细胞

    C. Mφ

    D. 淋巴细胞

    E. 肾细胞

18. MHC 分子参与的分化过程是（　　）

    A. 淋巴干细胞分化为原 T 淋巴细胞

    B. 成熟 T 细胞分化为记忆 T 淋巴细胞

    C. 淋巴干细胞分化为原 B 淋巴细胞

    D. 前 T 淋巴细胞分化为成熟 T 淋巴细胞

    E. 造血干细胞分化为淋巴干细胞

19. 能提呈外源性蛋白质抗原的细胞是（　　）

    A. CD4$^+$ 细胞

    B. CD8$^+$ 细胞

    C. 表达 MHC Ⅰ 类分子的细胞

    D. 表达 MHC Ⅱ 类分子的细胞

    E. TCR$^+$ 细胞

20. 亲代与子代间必然有一个 HLA 单倍型相同是因为（　　）

    A. 单倍型遗传方式

    B. 高度多态性现象

    C. 连锁不平衡

    D. 性连锁遗传

    E. 等位基因同源染色体之间的交换

21. 为患者做器官移植 HLA 配型时，最合适的供者是（　　）

    A. 患者父母

    B. 患者妻子

    C. 患者同胞兄弟姐妹

    D. 患者子女

    E. 患者同卵双生同胞兄弟姐妹

22. 现知 MHC 的主要功能是（　　）

    A. 专司组织相容

    B. 专司移植排斥

    C. 专司疾病易感

    D. 专司疾病抵抗

    E. 提呈抗原

23. 与 HLA - B27 阳性关联的是（　　）

  A. 类风湿性关节炎

  B. 系统性红斑狼疮

  C. 强直性脊柱炎

  D. 肾小球性肾炎咯血综合征

  E. 乳糜泻

（二）多选题

1. 人的 MHC（　　）

  A. 称为 HLA 基因或 HLA 基因复合体

  B. 称为 H - 2

  C. 在第 6 号染色体短臂

  D. 在第 17 号染色体

  E. 在第 15 号染色体

2. MHC 分子的遗传特征是（　　）

  A. 单倍型遗传

  B. 连锁不平衡

  C. 同源染色体交换

  D. 性连锁遗传

  E. 高度多态性

3. 人 MHC 经典 I 类基因座位是（　　）

  A. HLA - A

  B. HLA - B

  C. HLA - C

  D. HLA - E

  E. HLA - F

4. HLA Ⅱ类基因包括（　　）

  A. HLA - A、HLA - B、HLA - C

  B. HLA - DR

  C. HLA - Bf

  D. HLA - DP

  E. HLA - DQ

5. 对经典的 HLA I 类分子描述正确的是（　　）

  A. 由 α 链和 $\beta_2 m$ 构成异二聚体

  B. I 类基因仅编码 α 链

  C. $\beta_2 m$ 编码基因在 15 号染色体

  D. 表达在所有有核细胞表面

  E. 抗原结合槽两端开放

6. 对经典 HLA Ⅱ类分子描述正确的是(　　)

   A. 由 α 链和 β 链构成的异二聚体

   B. DRα - DRβ 对应于小鼠的 Eβ - Eα

   C. DQα - DQβ 对应于小鼠的 Aβ - Aα

   D. DPα - DPβ 在小鼠无对应物

   E. 抗原结合槽两端封闭

7. 对 HLA Ⅰ类和 HLA Ⅱ类等位基因产物表述正确的是(　　)

   A. 具有共显性

   B. Ⅰ类分子表达于所有有核细胞表面

   C. Ⅱ类分子仅表达于淋巴样组织中的细胞

   D. 同源染色体对应座位上两个等位基因不同时表达

   E. 只有在外来抗原存在时才表达

8. MHC 分子的功能包括(　　)

   A. 参与 T 淋巴细胞活化

   B. 参与对 Ag 的处理和提呈

   C. 约束免疫细胞间相互作用

   D. 参与对免疫应答的遗传控制

   E. 诱导自身混合淋巴细胞反应

9. MHC 多样性是因其有(　　)

   A. 多基因性

   B. 多染色体性

   C. 多细胞性

   D. 多态性

   E. 多功能性

(三)填空题

1. HLA 复合体位于人 _____ 上，_____类基因集中于远离着丝点一端，_____类基因集中于近着丝点一端。

2. HLA 复合体的特征：_____、_____、_____和_____。

(四)名词解释

1. MHC

2. HLA

3. 锚定位与锚定残基

(五)问答题

1. HLA 的主要生物学功能有哪些？

2. HLA 与临床医学有什么关系？

3. 什么是 MHC 的多基因性和多态性？

九、免疫细胞

(一)单选题

1. 出生后人类造血干细胞主要来源于(　)

    A. 肝

    B. 淋巴结

    C. 胸腺

    D. 骨髓

    E. 脾

2. 在中性粒细胞谱系分化中起关键作用的细胞因子是(　)

    A. G – CSF/GM – CSF

    B. M – CSF/GM – CSF

    C. IL – 3/IL – 4

    D. EPO

    E. TPO

3. 在巨核细胞/血小板谱系分化中起关键作用的细胞因子是(　)

    A. EPO

    B. TPO

    C. SCF

    D. GM – SCF

    E. IL – 5

4. 在红系分化中起主要作用的细胞因子是(　)

    A. TPO

    B. GM – CSF

    C. IL – 3

    D. IL – 4

    E. EPO

5. 参与嗜酸性粒细胞分化成熟的细胞因子是(　)

    A. IL – 2

    B. IL – 4

    C. IL – 5

    D. IL – 7

    E. IL – 8

6. 既具有吞噬杀菌作用, 又具有抗原加工提呈作用的细胞是(　)

    A. 中性粒细胞

    B. 巨噬细胞

    C. 树突状细胞

D. B 细胞

E. 血管内皮细胞

7. 活化巨噬细胞不能产生的细胞因子是(　　　)

    A. IL - 1

    B. IL - 2

    C. IL - 8

    D. IL - 12

    E. IL - 6

8. 活化巨噬细胞产生的对吞噬细胞具有趋化和激活作用的细胞因子是(　　　)

    A. IL - 1

    B. IL - 6

    C. IL - 8

    D. IL - 12

    E. TNF - α

9. 下列淋巴细胞中，不属于固有免疫细胞的是(　　　)

    A. γδT 细胞

    B. αβT 细胞

    C. NKT 细胞

    D. NK 细胞

    E. B1 细胞

10. 白细胞中数量最多、存活期最短的细胞是(　　　)

    A. 单核细胞

    B. 嗜酸性粒细胞

    C. 淋巴细胞

    D. 中性粒细胞

    E. 嗜碱性粒细胞

11. 巨噬细胞表面可识别病原菌表面岩藻糖残基的模式识别受体是(　　　)

    A. 清道夫受体

    B. TLR4

    C. 甘露糖受体

    D. C3b 受体

    E. TLR2

12. 巨噬细胞分泌的对多种固有免疫细胞具有抑制作用的细胞因子是(　　　)

    A. IL - 1β

    B. IL - 18

    C. IL - 6

    D. IL - 12

    E. IL-10

13. 能够发挥 ADCC 效应的淋巴细胞是（　　　）

    A. T 细胞

    B. CTL 细胞

    C. NK 细胞

    D. NKT 细胞

    E. B1 细胞

14. 外周血白细胞中含量最低的细胞是（　　　）

    A. 单核细胞

    B. 中性粒细胞

    C. 嗜酸性粒细胞

    D. 嗜碱性粒细胞

    E. T 淋巴细胞

15. 可诱导初始 T 细胞活化的免疫细胞是（　　　）

    A. 肥大细胞

    B. B1 细胞

    C. 巨噬细胞

    D. 树突状细胞

    E. 上皮细胞

16. 对寄生虫具有吞噬杀伤作用的免疫细胞是（　　　）

    A. 中性粒细胞

    B. 单核细胞

    C. 嗜酸性粒细胞

    D. 嗜碱性粒细胞

    E. 淋巴细胞

17. T 细胞在胸腺发育过程中，通过阳性选择获得（　　　）

    A. 自身 MHC 限制性

    B. 自身耐受

    C. TCR 的表达

    D. TCRα 链基因重排

    E. TCRβ 链基因重排

18. T 细胞在胸腺发育过程中，阴性选择时被消除的细胞是（　　　）

    A. 不能与 MHC/肽有效结合的 DP 细胞

    B. 与 MHC/肽亲和力过高的 DP 细胞

    C. 与 MHC/自身肽有效结合的 SP 细胞

    D. 不与 MHC/自身肽发生结合的 SP 细胞

    E. 与 MHC/自身肽有低亲和力的 SP 细胞

19. 与抗体亲和力成熟有关的是（　　　）

 A. V 基因的重排

 B. TCR 的多样性

 C. N-核甘酸的插入

 D. 体细胞高频突变

 E. 淋巴细胞克隆选择

20. Ig 的类别转换是指（　　　）

 A. 从 IgG 转换为 IgM、IgA 等

 B. 从 IgM 转换为 IgG、IgA 等

 C. 从 IgD 转换为 IgM、IgA 等

 D. 从 IgE 转换为 IgG、IgA 等

 E. 从 IgA 转换为 IgM、IgG 等

21. 所有 T 细胞特征性标志是（　　　）

 A. BCR

 B. CD2

 C. CD4

 D. CD8

 E. TCR

22. T 细胞活化的第二信号产生是（　　　）

 A. CD8 与 MHC I 类分子作用

 B. CD4 与 MHC II 类分子作用

 C. CD40 与 CD40L 之间作用

 D. CD28 与 B7 分子之间作用

 E. CD152 与 B7 分子之间作用

23. HIV 壳膜蛋白 gp120 受体是（　　　）

 A. CD2

 B. CD3

 C. CD4

 D. CD8

 E. CD25

24. 与 MHC II 类分子结合增强 T 细胞和靶细胞之间相互作用的 CD 分子是（　　　）

 A. CD3

 B. CD4

 C. CD8

 D. CD28

 E. CD40

25. 与 MHC I 类分子结合增强 T 细胞和靶细胞之间相互作用的 CD 分子是（　　　）

A. CD3

B. CD4

C. CD8

D. CD28

E. CD40

26. 识别外源性抗原肽，受自身MHCⅡ类分子限制的CD分子是（　　）

A. CD3

B. CD4

C. CD28

D. CD8

E. CD152

27. 可促进Th1细胞进一步分化，同时抑制Th2细胞增生的细胞因子是（　　）

A. IL－2

B. IL－4

C. IFN－γ

D. TNF－β

E. IL－13

28. 细胞免疫应答引起的炎症反应主要由（　　）

A. Th1细胞分泌的细胞因子引起

B. Th2细胞分泌的细胞因子引起

C. Th3细胞分泌的细胞因子引起

D. Tr1细胞分泌的细胞因子引起

E. CTL分泌的穿孔素引起

29. 可促进CTL细胞生成的细胞因子是（　　）

A. IL－2

B. IL－4

C. IL－6

D. IL－10

E. IL－12

30. 识别内源性抗原肽，受自身MHCⅠ类分子限制的CD分子是（　　）

A. CD3

B. CD4

C. CD28

D. CD8

E. CD152

31. 人类B细胞分化成熟的场所是（　　）

A. 胸腺

  B. 骨髓

  C. 法氏囊

  D. 淋巴结

  E. 脾

32. 鉴别 B1 细胞和 B2 细胞的主要表面标志是（ ）

  A. CD4

  B. CD8

  C. CD5

  D. CD28

  E. CD40

33. B 细胞上的 EB 病毒受体是（ ）

  A. CD5

  B. CD19

  C. CD22

  D. CD21

  E. CD35

34. 恒定地表达于成熟 B 细胞上的协同刺激分子是（ ）

  A. CD40

  B. CD40L

  C. CD152

  D. CD28

  E. CD5

35. B1 细胞产生的抗体主要是（ ）

  A. 高亲和力 IgG 类抗体

  B. 高亲和力 IgM 类抗体

  C. 低亲和力 IgG 类抗体

  D. 低亲和力 IgM 类抗体

  E. 低亲和力 IgA 类抗体

36. B1 细胞识别的抗原主要是（ ）

  A. 颗粒性抗原

  B. 蛋白质抗原

  C. 脂类抗原

  D. 多糖类抗原

  E. 胸腺依赖性抗原

(二)多选题

1. 淋巴样干细胞可继续分化为（ ）

  A. B 细胞

B. T 细胞

C. 粒细胞

D. NK 细胞

E. 巨噬细胞

2. T 细胞在胸腺发育过程中获得的特性包括(　　)

A. TCR 的表达

B. 自身 MHC 限制

C. 自我更新

D. 自身耐受

E. BCR 的表达

3. 在 TCR 中，基因和结构与 BCR 重链相似的是(　　)

A. δ 链

B. α 链

C. β 链

D. η 链

E. γ 链

4. Ig 重链 V 区基因包括(　　)

A. V 基因片段

B. D 基因片段

C. J 基因片段

D. F 基因片段

E. H 基因片段

5. Ig 轻链 V 区基因包括(　　)

A. V 基因片段

B. D 基因片段

C. J 基因片段

D. L 基因片段

E. F 基因片段

6. 具有 ADCC 作用的免疫细胞是(　　)

A. 树突状细胞

B. 巨噬细胞

C. 中性粒细胞

D. 嗜碱性粒细胞

E. NK 细胞

7. B1 细胞的主要特性和抗体应答特点是(　　)

A. 具有自我更新能力

B. 接受抗原刺激之后，48 小时之内即可产生以 IgM 为主的抗体

   C. 增殖分化过程中，可发生 Ig 类别转换

   D. 具有免疫记忆，可产生再次应答

   E. 主要存在于外周免疫器官淋巴滤泡内

8. 巨噬细胞的主要生物学作用包括（　　）

   A. 吞噬杀伤病原微生物

   B. 分泌促炎细胞因子，引起发热和急性期反应

   C. 加工处理提呈抗原，启动特异性免疫应答

   D. 活化后可通过释放穿孔素非特异杀伤肿瘤细胞

   E. 活化后可通过表达 FasL 诱导靶细胞凋亡

9. γδT 细胞的主要生物学作用包括（　　）

   A. 非特异杀伤胞内寄生菌

   B. 非特异杀伤某些病毒感染的细胞

   C. 分泌细胞因子参与免疫调节

   D. 非特异杀伤某些肿瘤细胞

   E. 对靶细胞杀伤受 MHC I 类分子限制

10. T 细胞的辅助受体有（　　）

   A. CD2

   B. CD3

   C. CD4

   D. CD8

   E. CD28

11. 非特异刺激 T 细胞增殖的物质是（　　）

   A. 植物血凝素

   B. 脂多糖

   C. 刀豆蛋白 A

   D. 美洲商陆

   E. 葡萄球菌 A 蛋白

12. 属于 T 细胞协同刺激分子受体的是（　　）

   A. CD28

   B. CD152

   C. CD8

   D. CD40

   E. ICOS

13. T 细胞表面介导细胞间黏附的表面分子包括（　　）

   A. CD2

   B. ICAM－1

   C. LFA－1

D. ICOS

E. CD152

14. TCRαβ-CD3 复合物识别抗原（　　）

A. 受 MHC I 类分子限制

B. 受 MHC II 类分子限制

C. 不受 MHC 限制

D. 受体缺乏多样性

E. 主要识别非肽类分子

15. CD8+ CTL 细胞直接杀伤靶细胞的机制是（　　）

A. 分泌穿孔素

B. 颗粒酶

C. 淋巴毒素

D. 诱导靶细胞凋亡

E. ADCC

16. Th1 细胞通过分泌 IL-2、IFN-γ 等发挥其效应功能包括（　　）

A. 介导细胞免疫应答

B. 参与迟发型超敏反应

C. 抗细胞内寄生虫感染

D. 参与器官特异性自身免疫性疾病

E. 介导体液免疫应答

17. 通过 FasL/Fas 途径诱导细胞凋亡的细胞是（　　）

A. 活化的巨噬细胞

B. NK 细胞

C. 活化的 Th2 细胞

D. 效应 CTL

E. 活化的 B 细胞

18. Th2 细胞通过分泌 IL-4、IL-5、IL-6 等细胞因子发挥其效应功能包括
（　　）

A. 介导体液免疫应答

B. 参与过敏性疾病

C. 介导细胞免疫应答

D. 抗寄生虫感染

E. 参与迟发型超敏反应

19. B 细胞辅助受体包括（　　）

A. CD19

B. CD21

C. CD25

    D. CD81

    E. CD86

20. B1 细胞主要存在于（　　　）

    A. 腹膜腔

    B. 肠道固有层

    C. 淋巴滤泡

    D. 胸膜腔

    E. 扁桃体

21. B 细胞的功能是（　　　）

    A. 产生抗体

    B. 提呈抗原

    C. 参与细胞免疫

    D. 参与免疫调节

    E. 发挥细胞毒作用

22. 与 CD28 结合的 CD 分子是（　　　）

    A. CD40

    B. CD80

    C. CD86

    D. CD21

    E. CD152

23. 与 B 细胞活化第二信号产生有关的膜表面分子是（　　　）

    A. CD40

    B. CD40L

    C. CD28

    D. CD80

    E. CD86

24. 成熟 B 细胞表达的 mIg 主要为（　　　）

    A. mIgA

    B. mIgM

    C. mIgD

    D. mIgG

    E. mIgE

（三）名词解释

1. 阳性选择

2. 阴性选择

3. 免疫球蛋白类别转换

4. 树突状细胞（DC）

5. 自然杀伤细胞(NK)

6. 抗体依赖细胞介导的细胞毒作用(ADCC)

7. 膜表面免疫球蛋白

8. 记忆 B 细胞

9. Th 细胞

10. CTL

11. TDTH 细胞

12. TCR

(四)问答题

1. B 细胞有哪些亚群及主要特点有哪些?

2. 试述 CTL 细胞的主要生物学作用。

3. 辅助性 T 细胞的特性与功能有哪些?

4. T 细胞库和 B 细胞库是如何形成的?

十、固有免疫系统及其介导的应答

(一)单选题

1. 下列关于固有免疫的说法不正确的是( )

    A. 是机体抵御病原微生物感染的第一道防线

    B. 是个体与生俱来的一种生理功能

    C. 识别特点是泛特异性的,能识别不同类型的微生物

    D. 通过模式识别受体识别病原相关的分子模式

    E. 模式识别受体的基因在个体发育过程中重排,且受体呈克隆化分布

2. 婴幼儿易发生中枢神经系统感染,是由于( )

    A. 物理屏障尚未发育完善所致

    B. 化学屏障尚未发育完善所致

    C. 微生物屏障尚示发育完善所致

    D. 血-脑屏障尚未发育完善所致

    E. 血-胎屏障尚未发育完善所致

3. 即刻固有免疫应答发生在感染后( )

    A. 感染后 0~4 小时内

    B. 感染后 4~96 小时内

    C. 感染后 24~48 小时内

    D. 感染后 96 小时内

    E. 感染后 4~5 天

4. 早期固有免疫应答发生于( )

    A. 感染 0~4 小时内

    B. 感染后 4~24 小时内

C. 感染后 4～48 小时内

D. 感染后 4～96 小时内

E. 感染 96 小时内

5. 不属于固有免疫的效应分子是（　　　）

A. 补体

B. 抗体

C. 防御素

D. C 反应蛋白

E. 细胞因子

6. 关于固有免疫的叙述，正确的是（　　　）

A. 病原菌感染机体 96 小时后发生

B. 经克隆扩增和分化

C. 作用时间长

D. 需抗原提呈细胞处理抗原

E. 无免疫记忆

7. 下列关于适应性免疫的说法错误的是（　　　）

A. 与固有免疫无关

B. 具有高度的特异性

C. 具有耐受性

D. 具有记忆性

E. 具有多样性

8. 参与固有免疫的效应分子不包括（　　　）

A. 防御素

B. 补体系统

C. 细胞因子

D. 溶菌酶

E. 外毒素

9. 属于模式识别受体的是（　　　）

A. 细胞因子受体

B. 补体受体

C. TCR

D. Toll 样受体

E. BCR

10. 模式识别受体可识别（　　　）

A. 细菌表面的甘露糖残基

B. 肿瘤相关抗原

C. 肿瘤特异性抗原

    D. MHCⅠ类分子

    E. MHCⅡ类分子

11. 不属于固有细胞的是（   ）

    A. NKT 细胞

    B. B1 细胞

    C. B2 细胞

    D. γδT 细胞

    E. NK 细胞

12. 在适应性免疫应答的感应阶段，巨噬细胞的主要作用是（   ）

    A. 生成补体

    B. 释放活性氧

    C. 参与 ADCC

    D. 分泌溶菌酶

    E. 摄取、加工处理和呈递抗原

13. 在肝脏中的巨噬细胞称为（   ）

    A. 小胶质细胞

    B. 巨噬细胞

    C. 库普弗细胞

    D. 破骨细胞

    E. 单核细胞

14. 血液中数量最多的白细胞为（   ）

    A. 嗜酸性粒细胞

    B. 中性粒细胞

    C. T 细胞

    D. 淋巴细胞

    E. 嗜碱性粒细胞

15. 能通过 ADCC 作用杀伤肿瘤细胞的是（   ）

    A. CTL 细胞

    B. NK 细胞

    C. 嗜中性粒细胞

    D. B 细胞

    E. 肥大细胞

16. 能加工处理提呈抗原的细胞为（   ）

    A. 嗜中性粒细胞

    B. 巨噬细胞

    C. NK 细胞

    D. M 细胞

E. T 细胞

17. B1 - B 细胞产生抗体应答的特点是( )

    A. 可针对 TD - Ag 产生体液免疫应答

    B. 针对 TI - Ag 产生体液免疫应答

    C. 诱导产生抗体为 IgG

    D. 具有免疫记忆

    E. 作用时间长

18. B1 细胞主要分布于( )

    A. 血液

    B. 淋巴液

    C. 胸腺

    D. 淋巴结浅皮质区淋巴滤泡

    E. 腹腔和肠壁固有层

19. T 细胞中参与固有免疫应答的亚群是( )

    A. Th 细胞

    B. Tc 细胞

    C. TCR$\alpha\beta^+$ 细胞

    D. TCR$\gamma\delta^+$ 细胞

    E. TDTH

20. 具有非特异性杀伤作用的细胞是( )

    A. Th 细胞

    B. Tc 细胞

    C. Ts 细胞

    D. NK 细胞

    E. B 细胞

21. 机体内最先发挥非特异性抗肿瘤作用的细胞是( )

    A. Tc 细胞

    B. NK 细胞

    C. LAK 细胞

    D. 单核/巨噬细胞

    E. 中性粒细胞

22. $\gamma\delta$T 细胞主要分布于( )

    A. 淋巴结深皮质区

    B. 脾白髓中央动脉周围淋巴鞘内

    C. 黏膜和上皮组织中

    D. 外周血中

    E. 淋巴液中

23. γδT 细胞所不具备的生物学作用是（　　）

    A. 非特异性杀伤某些病毒感染的靶细胞

    B. 非特异性杀伤某些肿瘤细胞

    C. 分泌细胞因子介导炎症反应

    D. 分泌细胞因子参与免疫调节

    E. 非特异性杀伤损伤、衰老的自身细胞

24. B1 细胞所不具备的抗体应答特点是（　　）

    A. 直接识别结合相应多糖抗原而被激活

    B. 接受抗原刺激后，相应抗体可在 48 小时之内产生

    C. 产生的抗体以 IgM 为主

    D. 增殖分化过程中，可发生 Ig 类别转换

    E. 不产生免疫记忆

25. 可直接作用于 G^+ 菌细胞壁，使之溶解破坏的物质是（　　）

    A. C 反应蛋白

    B. 穿孔素

    C. 溶菌酶

    D. 甘露聚糖结合凝集素

    E. TNF - α

26. 固有免疫细胞所不具备的应答特点是（　　）

    A. 直接识别病原体某些共有的高度保守的配体分子

    B. 识别结合相应配体后，立即产生免疫应答

    C. 经克隆扩增和分化后，迅速产生免疫效应

    D. 没有免疫记忆功能，不能引起再次应答

    E. 免疫应答维持时间较短

27. 接受寄生虫刺激后，产生以 IL - 4 为主的细胞因子的免疫细胞是（　　）

    A. 巨噬细胞

    B. NK 细胞

    C. γδT 细胞

    D. 肥大细胞

    E. 树突状细胞

28. 巨噬细胞在组织中存活的时间约为（　　）

    A. 96 小时之内

    B. 48 小时

    C. 数月

    D. 数小时

    E. 数周

29. B1 细胞通过表面 mIgM 可直接识别（　　）

A. 感染细胞表面的热休克蛋白

B. 自身组织细胞表面的 MHC I 类分子

C. C 反应蛋白

D. 细菌多糖类抗原

E. 细菌表面的岩藻糖

(二)多选题

1. 能依赖 IgG 抗体杀伤靶细胞的细胞有( )

   A. CTL

   B. NK

   C. Mφ

   D. 嗜酸性粒细胞

   E. 中性粒细胞

2. 单核-巨噬细胞的性质包括( )

   A. 参与免疫应答

   B. 来源于骨髓

   C. 表达 MHC I 类抗原

   D. 分泌 TNF

   E. 表达 MHC II 类抗原

3. 巨噬细胞的作用包括( )

   A. 吞噬抗原性异物

   B. 加工处理提呈抗原

   C. 抗肿瘤

   D. 分泌细胞因子

   E. 促进局部炎症发生

4. NK 细胞的生物学活性包括( )

   A. 分泌细胞因子，如 IFN - γ、TNF - β 干扰病毒复制

   B. 直接特异性杀伤肿瘤细胞

   C. 分泌穿孔素

   D. ADCC 杀伤

   E. 吞噬杀伤

5. 初次感染时，非特异免疫分为( )

   A. 即刻非特异性免疫应答

   B. 早期非特异性免疫应答

   C. 特异性免疫应答诱导阶段

   D. 中期非特异性免疫应答

   E. 晚期非特异性免疫应答

6. 体内执行非特异性免疫功能的淋巴细胞是( )

A.　γδT 细胞

B.　αβT 细胞

C.　B1 细胞

D.　B2 细胞

E.　NKT 细胞

7.　肝细胞合成分泌的急性期蛋白包括(　　　)

A. 脂多糖结合蛋白

B. C4 结合蛋白

C. C 反应蛋白

D. 甘露聚糖结合凝集素

E. 乳铁蛋白

8.　适应性免疫应答的主要特点为(　　　)

A. 抗原刺激 96 小时后启动

B. 抗原识别受体具有高度多样性，对抗原识别具有高度特异性

C. 经克隆扩增和分化后，发挥免疫效应

D. 具有免疫记忆功能，可发生再次应答

E. 发挥免疫效应无须固有免疫细胞参与

9.　关于模式识别受体的叙述正确的是(　　　)

A. 可直接识别病原体共有特定分子

B. 是胚系基因重排后编码的产物

C. 直接识别病原体表面某些共有的配体分子

D. 只表达于固有免疫细胞膜表面，无游离形式存在

E. 可识别凋亡细胞表面某些共有特定分子，如磷脂酰丝氨酸等

10.　分泌型模式识别受体包括(　　　)

A. 甘露聚糖结合凝集素

B. α-防御素

C. C 反应蛋白

D. 热休克蛋白

E. 脂多糖结合蛋白

11.　固有免疫细胞表面模式识别受体包括(　　　)

A. Toll 样受体

B. 清道夫受体

C. 甘露糖受体

D. C3b 受体

E. IgGFc 受体

(三) 名词解释

1. 固有免疫

2. 病原相关分子模式(PAMP)

3. 模式识别受体(PRR)

(四)问答题

1. 试述固有免疫的生物学意义。

2. 试述巨噬细胞在固有免疫应答各阶段中的主要作用。

十一、抗原提呈细胞与抗原的加工及提呈

(一)单选题

1. 广义的抗原提呈细胞是指(　　)

　　A. 表达被特异性 T 淋巴细胞识别的抗原肽 - MHC 分子复合物的任何细胞

　　B. 指能加工、处理外源性抗原,表达 MHC Ⅱ 类分子并激活 Th 的细胞

　　C. 指能加工、处理内源性抗原,表达 MHC Ⅰ 类分子的细胞

　　D. 表达被特异性 T 淋巴细胞识别的抗原肽的一类细胞

　　E. 树突状细胞、巨噬细胞及 B 细胞

2. 淋巴结中能提呈抗原的细胞有(　　)

　　A. B 淋巴细胞和 T 淋巴细胞

　　B. T 细胞和巨噬细胞

　　C. 巨噬细胞

　　D. 巨噬细胞和树突状细胞

　　E. 巨噬细胞和 Th 细胞

3. 抗原提呈细胞膜上与提呈外源性抗原密切相关的表面标志是(　　)

　　A. MHC Ⅰ 类分子

　　B. MHC Ⅱ 类分子

　　C. BCR

　　D. TCR

　　E. FcγR

4. 抗原提呈细胞膜上与提呈内源性抗原密切相关的表面标志是(　　)

　　A. MHC Ⅰ 类分子

　　B. MHC Ⅱ 类分子

　　C. C3bR

　　D. SmIg

　　E. FcγR

5. 体内提呈抗原能力最强的 APC 是(　　)

　　A. 巨噬细胞

　　B. 树突状细胞

　　C. 上皮细胞

　　D. B 淋巴细胞

E. 成纤维细胞

6. 提呈低浓度抗原最有效的 APC 是（　　）

    A. 巨噬细胞

    B. 树突状细胞

    C. 上皮细胞

    D. B 淋巴细胞

    E. 成纤维细胞

7. 不属于专职抗原提呈细胞的是（　　）

    A. 朗格汉斯细胞

    B. DC

    C. Mφ

    D. T 细胞

    E. B 细胞

8. 属于专职 APC 的是（　　）

    A. 单核-巨噬细胞

    B. 树突状细胞

    C. B 淋巴细胞

    D. 上列 A 和 B 两项

    E. 上列 A、B 和 C 三项

9. 下列细胞中，具有抗原提呈作用的是（　　）

    A. NK 细胞

    B. 巨噬细胞

    C. 肥大细胞

    D. 嗜酸性粒细胞

    E. 嗜碱性粒细胞

10. Mφ 的主要功能不包括（　　）

    A. 清除废物

    B. 转运抗原

    C. 与致敏 T 细胞结合，具有特异的抗菌作用

    D. 加工提呈抗原

    E. 产生细胞因子

11. 巨噬细胞对外源性抗原的加工和呈递过程不包括（　　）

    A. 吞噬溶酶体形成

    B. 吞噬体形成

    C. 抗原降解为抗原肽

    D. 抗原肽在内质网中加工修饰

    E. 抗原肽与 MHC II 类分子结合成复合物

12. 在组织中的主要 APC 是（　　　）

    A. 朗格汉斯细胞

    B. DC

    C. B 细胞

    D. 并指状细胞

    E. Mφ

13. 能显著刺激初始型 T 细胞的 APC 是（　　　）

    A. 单核-巨噬细胞

    B. B 细胞

    C. DC

    D. Th 细胞

    E. NK 细胞

14. 仅能刺激已活化的或记忆性 T 细胞的 APC 是（　　　）

    A. Mφ

    B. B 细胞

    C. DC

    D. 上列 A 和 B 两项

    E. 上列 A、B 和 C 三项

15. DC 有别于其他 APC 的最大特点是（　　　）

    A. 能提呈抗原

    B. 成熟时有树突状或伪足样突起

    C. 能刺激已活化的 T 细胞

    D. 能刺激记忆性 T 细胞

    E. 能刺激初始型 T 细胞

16. 已知功能最强的 APC 是（　　　）

    A. Mφ

    B. B 细胞

    C. DC

    D. 纤维母细胞

    E. 内皮细胞

17. 根据来源可将 DC 分为（　　　）

    A. 髓系来源的 DC 和淋巴系来源的 DC

    B. 淋巴样组织中的 DC 和非淋巴组中的 DC

    C. 淋巴样组织中的 DC 和体液中的 DC

    D. 骨髓来源的 DC 和胸腺来源的 DC

    E. 多能造血干细胞来源的 DC 和前体细胞来源的 DC

（二）多选题

1. 属于专职性 APC 的是（　　　）

A. 单核-巨噬细胞

B. 树突状细胞

C. B 淋巴细胞

D. 内皮细胞

E. 上皮细胞

2. 能够提呈抗原的细胞包括（　　　）

A. 树突状细胞

B. B 淋巴细胞

C. 内皮细胞

D. 成纤维细胞

E. 肿瘤细胞

3. 非专职性 APC 是（　　　）

A. B 淋巴细胞

B. 内皮细胞

C. 纤维母细胞

D. 各种上皮及间皮细胞

E. 朗格汉斯细胞

4. 有吞噬作用的 APC 是（　　　）

A. 单核-巨噬细胞

B. FDC

C. IDC

D. LC

E. B 细胞

5. 关于树突状细胞的叙述正确的是（　　　）

A. 广泛分布于脑以外的全身各脏器

B. 亦存在于脑内，数量较少

C. 仅占人外周血单个核细胞的 1% 以下

D. 仅占小鼠脾单个核细胞的 0.2%～0.5%

E. 都有 Birbeck 颗粒

6. 树突状细胞作为抗原提呈细胞的特点是（　　　）

A. 通过吞噬、吞饮和受体介导的内吞作用摄取抗原，但吞噬作用较弱

B. 高水平表达 MHC Ⅱ 类分子

C. 成熟的 DC 抗原提呈能力强，摄取抗原能力弱

D. 未成熟的 DC 抗原提呈能力弱，摄取抗原能力强

E. FDC 通过 FcγR 和 C3bR 捕获并滞留抗原于细胞表面

7. 巨噬细胞作为抗原提呈细胞的特点是（　　　）

A. 具有强大的吞噬功能

B. 具有非特异性的吞饮作用

C. 具有受体介导的内吞作用

D. 表达 MHC Ⅰ 类分子和 MHC Ⅱ 类分子

E. 表达 FcγR、补体受体及各种病原相关的模式识别受体

(三)名词解释

1. 抗原提呈

2. 抗原提呈细胞

3. 内源性抗原

4. 外源性抗原

(四)问答题

专职性 APC 有哪几种，其在摄取抗原的方式上有何不同？

十二、T 细胞介导的适应性免疫应答

(一)单选题

1. T 细胞介导的免疫应答可人为分成(　　　)

A. T 细胞特异性识别抗原阶段

B. T 细胞活化、增殖和分化阶段

C. 效应 T 细胞的产生及效应阶段

D. A 和 B 两项

E. A、B 和 C 三项

2. Th1 在静息 Tc 分化为效应 Tc 中的作用主要是(　　　)

A. Th1 促进 Tc 释放穿孔素

B. Th1 促进 Tc 表达 MHC Ⅱ 类分子

C. Th1 促进 Tc 的 TCR 表达

D. 协助传递第一信号

E. Th1 分泌促进增殖、分化的细胞因子

3. 向 T 细胞提供第二活化信号的重要共刺激分子是(　　　)

A. CD28/B7

B. CD28/CTLA-4

C. CD4/MHC Ⅱ 类分子

D. CD8/MHC Ⅰ 类分子

E. 以上均是

4. 由 Th 细胞分泌并参与 Tc 的增殖及分化的细胞因子是(　　　)

A. IL-1

B. TNF-β

C. IFN-γ

D. MCF

E. MAF

5. Tc 杀伤靶细胞时，下列说法正确的是（　　）

　　A. Tc 无须与靶细胞接触

　　B. Tc 具有特异杀伤作用

　　C. 穿孔素诱导靶细胞凋亡

　　D. 一个 Tc 只杀伤一个靶细胞

　　E. 靶细胞溶解时 Tc 同时受损

6. 迟发型超敏反应的主要效应细胞是（　　）

　　A. 活化的 NK 细胞

　　B. 活化的巨噬细胞

　　C. 活化的 Th2 细胞

　　D. 中性粒细胞

　　E. 嗜酸性粒细胞

7. 能通过自分泌和旁分泌促进 T 淋巴细胞增殖的细胞因子是（　　）

　　A. IL－1

　　B. IL－2

　　C. IFN－γ

　　D. TNF－α

　　E. TNF－β

8. 受抗原作用后能分化、增殖的细胞是（　　）

　　A. 单核-巨噬细胞

　　B. 嗜中性粒细胞

　　C. 肥大细胞

　　D. T 细胞

　　E. NK 细胞

9. 细胞间相互作用不受 MHC 限制的是（　　）

　　A. Tc 细胞杀伤肿瘤细胞

　　B. Mφ 与 Th 细胞

　　C. Tc 细胞杀伤病毒感染细胞

　　D. NK 细胞与肿瘤细胞

　　E. Th 细胞与 DC 细胞

10. TCR 识别抗原的信号传递途径是（　　）

　　A. CD2

　　B. SmIg

　　C. Igα/Igβ

　　D. CD3

　　E. MHCⅠ/MHCⅡ类分子

11. 细胞免疫可以通过( )被动转移。

    A. 胸腺细胞

    B. 效应 T 细胞

    C. 致敏 B 细胞

    D. 激活的巨噬细胞

    E. 白细胞介素

12. T 细胞分泌的细胞因子中,在成熟的 B 细胞分化为浆细胞过程中起重要作用的是( )

    A. IL－1

    B. IL－2

    C. IL－4

    D. IL－5

    E. IL－6

13. 参与 Tc 细胞增殖及分化的细胞因子是( )

    A. IL－5

    B. TNF－β

    C. IL－2

    D. IL－10

    E. IL－4

14. Th1 炎症的形成主要是因为( )

    A. Th2 细胞参与

    B. Tc 细胞分泌颗粒酶

    C. 活化的 Th1 释放多种细胞因子

    D. Th 活化的第一信号存在

    E. Th 活化的第二信号存在

15. 特异性杀伤靶细胞的细胞是( )

    A. NK 细胞

    B. Mφ

    C. Tc 细胞

    D. LAK 细胞

    E. 中性粒细胞

16. 免疫应答过程不包括( )

    A. B 细胞在骨髓内的分化成熟

    B. B 细胞对抗原的特异性识别

    C. 巨噬细胞对抗原的处理和提呈

    D. T 细胞、B 细胞的活化、增殖、分化

    E. 效应细胞产生效应分子

17. Tc 杀伤靶细胞的方式是（　　）

    A. 无须细胞直接接触

    B. 作用无特异性

    C. 不需细胞因子参与

    D. 不需要抗原刺激

    E. 释放穿孔素、颗粒酶和表达 FasL

18. T 细胞介导的免疫应答不需要（　　）

    A. 巨噬细胞的参与

    B. Tc 细胞的参与

    C. Th 细胞的参与

    D. TDTH 细胞的参与

    E. NK 细胞的参与

19. 与细胞免疫无关的免疫反应是（　　）

    A. 外毒素中和作用

    B. 抗肿瘤免疫作用

    C. 移植排斥反应

    D. 接触性皮炎

    E. 结核结节形成

20. 关于共刺激分子的叙述正确的是（　　）

    A. 激活的专职 APC 高表达共刺激分子

    B. 静止的 APC 不表达或仅低表达共刺激分子

    C. 正常组织不表达或仅低表达共刺激分子

    D. A 和 B 两项

    E. A、B 和 C 三项

(二)多选题

1. 人为划分的 T 细胞免疫应答的阶段包括（　　）

    A. 特异 T 细胞生成阶段

    B. T 细胞特异识别抗原阶段

    C. T 细胞活化、增殖和分化阶段

    D. 效应 T 细胞的产生及效应阶段

    E. T 细胞活化诱导细胞凋亡阶段

2. T 淋巴细胞释放淋巴因子的作用包括（　　）

    A. 活化巨噬细胞

    B. 直接杀伤靶细胞

    C. 细胞免疫放大作用

    D. 引起恶液质

    E. 引起 DTH

3. 免疫应答的效应是（   ）

    A. 对机体产生保护作用

    B. 对机体产生损伤作用

    C. 调节免疫应答

    D. 产生免疫耐受

    E. 对靶细胞的杀伤作用

4. 属于 T 淋巴细胞介导的细胞免疫现象的有（   ）

    A. 迟发型超敏反应

    B. 移植物抗宿主反应

    C. 调理作用

    D. 抗肿瘤免疫

    E. 对胞内寄生微生物的抗感染作用

5. 与初始 T 细胞相比，记忆性 T 细胞再活化时（   ）

    A. 更易被激活，相对较低浓度的抗原即可

    B. 对协同刺激信号（CD28/B7）的依赖性较低

    C. 分泌更多的细胞因子

    D. 对细胞因子作用的敏感性更强

    E. 可迅速增殖分化为效应细胞

6. CTL 杀伤靶细胞可通过（   ）

    A. 穿孔素/颗粒酶途径

    B. Fas/FasL 途径

    C. AICD 途径

    D. 被动细胞死亡途径

    E. PI3 – Kinase 途径

7. 特异性细胞免疫的特点是（   ）

    A. 由 T 淋巴细胞介导

    B. 由 TI 抗原引起

    C. 发挥作用慢

    D. 需要淋巴因子参与

    E. 有 DTH 和细胞毒作用两种形式

8. DTH 产生的主要步骤是（   ）

    A. TCR 的双识别

    B. T 淋巴细胞活化的双信号

    C. NK 细胞活化

    D. Tc 杀伤靶细胞

    E. 活化的巨噬细胞的效应作用

9. 受 MHCⅡ类抗原限制的有（   ）

    A. APC 与 Th 细胞

    B. 巨噬细胞通过 ADCC 杀伤靶细胞

    C. Th 细胞与 B 细胞

    D. Tc 细胞与靶细胞

    E. NK 细胞与肿瘤细胞

10. 在 T 细胞介导的免疫应答效应阶段中发挥免疫效应的细胞有(　　)

    A. TDTH 细胞

    B. 巨噬细胞

    C. Tc 细胞

    D. 浆细胞

    E. NK 细胞

11. 能产生免疫记忆的细胞有(　　)

    A. B 细胞

    B. 巨噬细胞

    C. T 细胞

    D. NK 细胞

    E. 中性粒细胞

12. Tc 细胞杀伤靶细胞的机制是(　　)

    A. ADCC 作用

    B. 补体依赖性细胞毒作用

    C. 释放穿孔素

    D. 释放颗粒酶

    E. 分泌溶菌酶

13. 属于特异性细胞免疫的有(　　)

    A. 迟发型超敏反应

    B. 抗肿瘤免疫

    C. 抗胞内寄生菌

    D. 免疫复合物病

    E. 中性粒细胞吞噬病原体

14. Tc 细胞活化所需的双信号的来源是(　　)

    A. MHC Ⅰ类分子与抗原肽结合的复合物

    B. MHC Ⅱ类分子与抗原肽结合的复合物

    C. MHC Ⅲ类分子与抗原肽结合的复合物

    D. CD28 与 B7 分子

    E. sIg

15. 对 TD – Ag 的免疫应答过程包括(　　)

    A. APC 对抗原的摄取、处理和提呈

    B. T 细胞和 B 细胞对抗原的特异性识别

    C. T 细胞在胸腺内的分化与成熟

    D. T 细胞和 B 细胞的活化、增殖与分化

    E. 效应细胞和效应分子的产生与作用

16. Th1 介导的细胞免疫效应表现有（　　　）

    A. 激活巨噬细胞

    B. 诱生并募集巨噬细胞

    C. 分泌 IL-2，促进自身及 CTL 等细胞增殖，从而放大免疫效应

    D. 辅助 B 细胞产生具有强调理作用的抗体

    E. 产生淋巴毒素和 TNF-α，活化中性粒细胞

17. 活化 T 细胞的转归包括（　　　）

    A. 可转化为效应细胞

    B. 可转化为记忆细胞

    C. 细胞凋亡

    D. 可发生免疫耐受

    E. 在免疫应答的晚期，大量抗原被清除后，可发生被动死亡

（三）填空题

1. 免疫应答的三个阶段是_____阶段、_____阶段和_____阶段。

2. 细胞免疫效应作用的两种基本形式是_____介导的细胞毒作用，_____介导的迟发型超敏反应。

3. 细胞免疫效应有_____、_____、_____、_____。

4. 活化 T 细胞表达_____，为 B 细胞活化提供第二信号。

5. TD-Ag 需要有_____细胞、_____细胞和_____细胞的协作才能刺激机体产生抗体。

6. 致敏 Tc 细胞产生的介导细胞毒效应的物质主要包括_____、_____、和_____。

7. Th1 细胞释放的细胞因子主要有_____、_____等。

8. 不需抗原刺激，直接杀伤靶细胞的细胞是_____。

9. 特异性杀伤靶细胞的细胞是_____。

10. 参与细胞免疫应答的细胞主要有_____、_____和 _____。

11. T 细胞应答的效应细胞是_____ 和 _____。

（四）名词解释

1. 效应 T 细胞

2. 记忆性 T 细胞

（五）问答题

1. CD4⁺Th1 细胞如何发挥免疫学效应？

2. CD8⁺Tc 细胞如何发挥免疫学效应？

3. 试述细胞免疫应答的基本过程。

十三、B 细胞介导的适应性免疫应答

(一)单选题

1. 除 B 细胞和 Th 细胞外，与抗体产生有关的细胞还有（　　）

    A. 抗原提呈细胞

    B. 嗜酸性粒细胞

    C. 嗜碱性粒细胞

    D. 肥大细胞

    E. 靶细胞

2. TI 抗原引起免疫应答的特点是（　　）

    A. 需要巨噬细胞加工处理

    B. 可产生 IgG 和其他类别 Ig

    C. 有免疫记忆

    D. 只引起体液免疫

    E. 可以引起细胞免疫

3. 抗体再次应答时产生 Ig 的特征是（　　）

    A. IgM 抗体显著高于初次应答

    B. IgG 抗体显著高于初次应答

    C. IgM 和 IgG 抗体显著高于初次应答

    D. 抗体的特异性改变

    E. 抗体的亲和力无改变

4. B 细胞在第一次受抗原刺激后首先产生的抗体是（　　）

    A. IgG

    B. IgM

    C. IgA

    D. IgD

    E. IgE

5. B 细胞膜的第一信号转导分子为（　　）

    A. CD19/CD21/CD81/Leu－13

    B. CD79

    C. BCR

    D. FcεR

    E. 有丝分裂原受体

6. B 细胞活化所需的双信号是（　　）

    A. SmIg－Ag 表位，SmIg－MHCⅠ类分子结合

    B. SmIg－Ag 表位，SmIg－MHCⅡ类分子结合

C. Igα、Igβ 与 Ag 表位结合

D. SmIg - Ag 表位，CD40 - CD40L

E. 半抗原决定簇 - MHC Ⅱ类分子结合

7. 下列免疫作用不需抗体参加的是（　　）

A. ADCC 作用

B. 免疫调理作用

C. 对毒素的中和作用

D. NK 细胞对靶细胞的直接杀伤作用

E. 补体经典途径对靶细胞的溶解

8. 对 TD 抗原的体液免疫，下列叙述错误的是（　　）

A. 需有抗原刺激

B. B 细胞活化、增殖、分化为浆细胞

C. 浆细胞合成并分泌 Ig

D. Ig 仅在细胞外发挥效应

E. 不需 T 细胞参与

9. 不是体液免疫应答过程产生的细胞因子是（　　）

A. TNF - β

B. IL - 6

C. IL - 2

D. IL - 4

E. IL - 5

10. 关于 BCR，叙述错误的是（　　）

A. 是膜免疫球蛋白

B. 是 B 细胞抗原受体

C. 成熟 B 细胞主要为 mIgM 和 mIgD

D. 直接将抗原活化信号传递到细胞内

E. 是 B 细胞特有的表面标志

11. Th 细胞识别抗原时（　　）

A. 有 MHC Ⅰ类分子限制性

B. 有 MHC Ⅱ类分子限制性

C. 通过 mIg 识别抗原

D. 无 MHC 限制性

E. 需细胞因子参与

12. B 细胞识别抗原时（　　）

A. 有 MHC Ⅰ类分子限制性

B. 有 MHC Ⅱ类分子限制性

C. 无 MHC 限制性

    D. 需细胞因子参与

    E. 通过 TCR 识别抗原

13. 关于 Ig 类别转换，叙述错误的是(　　)

    A. 与重链 C 区有关

    B. 不影响抗体特异性

    C. 与 V 区有关

    D. 受细胞因子调节

    E. 效应会随着类别的改变而改变

14. 在 IL - 4 作用下，合成和分泌的 Ig 是(　　)

    A. IgG

    B. IgA

    C. IgE

    D. IgD

    E. IgM

15. 关于 TI - 1 抗原诱导的免疫应答，叙述正确的是(　　)

    A. 能诱导 Ig 类别转换

    B. 能诱导记忆 B 细胞形成

    C. 能诱导抗体亲和力成熟

    D. 无须 T 细胞辅助

    E. 比胸腺依赖性抗原的应答发生晚

16. B 淋巴细胞作为抗原提呈细胞，其表面主要产生第二信号的分子是(　　)

    A. CD28

    B. CD40

    C. CD40L

    D. B7

    E. MHC Ⅱ类分子

17. B 淋巴细胞活化所需的第一活化信号由(　　)传入细胞内。

    A. CD2

    B. CD3

    C. CD4

    D. CD79

    E. CD8

18. 初次应答时，B 淋巴细胞活化的第二信号产生主要是(　　)

    A. BCR 识别抗原肽-MHC Ⅰ类分子复合物

    B. BCR 识别抗原肽-MHC Ⅱ类分子复合物

    C. B 细胞上的 CD40 与 Th 细胞上的 CD40L 结合

    D. B 细胞上的 B7 与 Th 细胞上的 CD28 相结合

  E. BCR 与抗原结合

19. 再次免疫应答的特点是（ ）

  A. 抗原提呈细胞是巨噬细胞

  B. 抗体产生快，维持时间短

  C. 抗体主要是 IgM 和 IgG

  D. 抗体为高亲和力抗体

  E. TD 抗原和 TI 抗原都可引起再次免疫应答

20. 初次免疫应答的特点是（ ）

  A. 抗原提呈细胞是 B 细胞

  B. 抗体产生慢，维持时间短

  C. 抗体滴度较高

  D. 所需抗原浓度低

  E. TI 抗原可引起初次和再次免疫应答

21. TI - Ag 激活 B 淋巴细胞产生抗体需要（ ）参与。

  A. 巨噬细胞

  B. Th 细胞

  C. NK 细胞

  D. TDTH 细胞

  E. 以上都不是

22. 关于 TI 抗原叙述错误的是（ ）

  A. 为胸腺非依赖性抗原

  B. 如某些细菌多糖及脂多糖

  C. 能在无胸腺鼠诱导抗体产生

  D. 能刺激初始 B 细胞

  E. 在正常个体可诱导抗体产生和 T 细胞应答

23. 初次体液免疫应答产生的抗体主要是（ ）

  A. IgG

  B. IgA

  C. IgE

  D. IgM

  E. IgD

24. 再次体液免疫应答产生的抗体主要是（ ）

  A. IgG

  B. IgA

  C. IgE

  D. IgM

  E. IgD

25. 关于 Th 细胞的活化，叙述错误的是（　　）

    A. Th 细胞活化需要双信号

    B. 缺乏活化第二信号的 T 细胞处于无能状态

    C. 阻断活化第二信号，可人为抑制免疫应答

    D. 给予活化第二信号，可人为增强免疫应答

    E. Th 细胞的活化不需要细胞因子的参与

26. TD - Ag 诱发机体免疫反应，必须参与的是（　　）

    A. B 细胞和单核-巨噬细胞

    B. 单核-巨噬细胞和 NK 细胞

    C. T 淋巴细胞、B 淋巴细胞和单核-巨噬细胞

    D. B 淋巴细胞和 NK 细胞

    E. T 细胞和单核-巨噬细胞

27. 对 TI - 2 抗原发生应答的主要细胞是（　　）

    A. 祖 B 细胞

    B. 前 B 细胞

    C. 不成熟 B 细胞

    D. B1 细胞

    E. T 细胞

(二)多选题

1. 对 TD - Ag 的特异性体液免疫应答存在着（　　）的相互作用。

    A. 巨噬细胞与内皮细胞

    B. 巨噬细胞与 Th 细胞

    C. B 细胞与 Th1 细胞

    D. B 细胞与 Th2 细胞

    E. B 细胞与 Tc 细胞

2. 由活化的 T 细胞分泌的作用于 B 细胞的细胞因子有（　　）

    A. IL - 2

    B. IFN - γ

    C. IL - 4

    D. IL - 5

    E. IL - 6

3. 体液免疫应答中 MHC 分子限制作用存在于（　　）

    A. 巨噬细胞与 Th1 细胞

    B. 巨噬细胞与 Th2 细胞

    C. B 细胞与 Th2 细胞

    D. B 细胞与巨噬细胞

    E. B 细胞与 TI - Ag

4. 针对 TD-Ag 的再次体液应答产生抗体的特点是（　　）

    A. 抗体浓度高

    B. 抗体的亲和力低

    C. 抗体维持时间长

    D. 潜伏期短

    E. 抗体 IgM 和 IgG 均有产生

5. 属于体液免疫应答效应阶段的是（　　）

    A. 抗体参与的排异作用

    B. 抗体的溶解细胞作用

    C. 抗体的调理作用

    D. 补体参与的溶解细胞作用

    E. 免疫调节作用

6. 在抗体形成过程中，叙述正确的是（　　）

    A. 浆细胞是抗体产生细胞

    B. B 细胞分化为浆细胞

    C. B 细胞对 TD 抗原的应答需抗原提呈细胞和 Th2 细胞参与

    D. 再次应答时 B 细胞为抗原提呈细胞

    E. 所有 B 细胞都必须有双信号刺激

7. 免疫应答包括（　　）

    A. T 细胞、B 细胞增殖与分化

    B. 膜信号的产生与传递

    C. 膜受体的交联

    D. 抗体的产生与释放

    E. 免疫记忆的形成

8. 体液免疫的初次应答与再次应答的不同点是（　　）

    A. 初次应答产生的抗体主要是 IgM

    B. 再次应答的抗体亲和力高

    C. 再次应答产生 Ig 的潜伏期明显缩短

    D. 初次应答的抗体亲和力低

    E. 再次应答产生的抗体主要是 IgG

9. TI-Ag 诱导的体液免疫应答的特点是（　　）

    A. 所产生的抗体是 IgM

    B. 无类别转换

    C. 无抗体亲和力成熟

    D. 不需要 Th 细胞辅助

    E. 无免疫记忆

10. 参与 TD-Ag 介导的体液免疫应答的细胞是（　　）

　　A. 巨噬细胞

　　B. Th 细胞

　　C. NK 细胞

　　D. TDTH 细胞

　　E. B 淋巴细胞

11. 体液免疫的效应作用包括（　　　）

　　A. 中和作用

　　B. ADCC

　　C. 调理作用

　　D. 补体介导的细胞毒作用

　　E. 迟发型超敏反应

12. 再次应答产生抗体的特征是（　　　）

　　A. IgM 为主

　　B. 可发生 Ig 的类别转换

　　C. 为高亲和力抗体

　　D. 抗体效价低

　　E. 产生抗体的潜伏期短

13. 可促进 B 淋巴细胞活化、增殖、分化的细胞因子是（　　　）

　　A. IL - 1

　　B. IL - 4

　　C. IL - 5

　　D. IL - 6

　　E. IL - 8

14. B 细胞与 Th 细胞作用时，活化 Th 的信号有（　　　）

　　A. ICAM - 1 与 LFA - 1

　　B. B7 与 CD28

　　C. MHC Ⅱ类分子-抗原肽 - TCR

　　D. CD40 与 CD40L

　　E. Ag

（三）填空题

1. TD - Ag 需要有_____细胞、_____细胞和_____细胞的协作才能刺激机体产生抗体。

2. Th 细胞激活需双信号，其中第一信号是由 TCR 与_____结合产生的，第二信号是_____信号，如 CD28 与 B7 相互作用产生。B 细胞激活也需双信号，其中第一信号是由_____与抗原结合产生，第二信号是由 B 细胞表面的_____与激活的 T 细胞表面的 CD40L 结合产生。

3. 免疫应答可分为 B 细胞介导的_____和 T 细胞介导的_____两种类型。

4. 活化 Th2 细胞表达_____，为 B 细胞活化提供第二信号。

（四）名词解释

1. 初次免疫应答

2. 再次免疫应答

（五）问答题

1. Th 细胞是如何辅助 B 细胞发生免疫应答的？

2. 试述体液免疫应答中初次应答与再次应答的区别。

十四、免疫耐受

（一）单选题

1. 中枢耐受是指（   ）

    A. 在中枢神经系统遇到 Ag 所形成的耐受

    B. 在胚胎期 T 细胞与 B 细胞发育过程中遇自身 Ag 所形成的耐受

    C. 在出生后 T 细胞与 B 细胞发育过程中遇自身 Ag 所形成的耐受

    D. A 与 B 两项

    E. B 与 C 两项

2. 外周耐受是指（   ）

    A. 不成熟的 T 细胞及 B 细胞在外周遇到抗原所形成的耐受

    B. 成熟的 T 细胞及 B 细胞遇内源性 Ag 不产生正免疫应答

    C. 成熟的 T 细胞及 B 细胞遇外源性 Ag 不产生正免疫应答

    D. A 与 B 两项

    E. B 与 C 两项

3. 关于免疫耐受叙述错误的是（   ）

    A. 具有免疫特异性，只对特定抗原不应答

    B. 一般情况下不影响适应性免疫应答整体功能

    C. 不同于免疫缺陷

    D. 不同于药物引起的对免疫系统的普遍抑制

    E. 只在中枢免疫器官内发生

4. 最易诱导抗原出现免疫耐受的途径是（   ）

    A. 口服

    B. 皮下注射

    C. 静脉注射

    D. 肌内注射

    E. 腹腔注射

5. 最易诱导耐受的时期是（   ）

    A. 胚胎期

    B. 新生儿期

C. 儿童期

D. 青年期

E. 老年期

6. 最易引起免疫耐受的抗原是（　　　）

　　A. 颗粒性抗原

　　B. 单体，可溶性抗原

　　C. 聚体，可溶性抗原

　　D. 小剂量注射细菌内毒素

　　E. 马血清白蛋白加佐剂

7. 最容易诱导免疫耐受的细胞是（　　　）

　　A. B 细胞

　　B. 巨噬细胞

　　C. 单核细胞

　　D. T 细胞

　　E. NK 细胞

8. 自身反应性 T 淋巴细胞通过（　　　）被排除。

　　A. 阳性选择

　　B. 阴性选择

　　C. MHC 限制性

　　D. 免疫忽视

　　E. 免疫偏离

9. 胚胎期易诱导免疫耐受，其原因是（　　　）

　　A. 免疫系统处于抑制状态

　　B. 免疫系统处于异常活跃状态

　　C. 免疫系统尚未发育成熟

　　D. 具有从母体内获得的 IgG 抗体

　　E. 免疫系统已基本发育成熟

10. 关于 T 细胞后天接触抗原诱导免疫耐受的描述有误的是（　　　）

　　A. 仅能由 TD - Ag 诱导

　　B. 较 B 细胞容易诱导

　　C. 所需 Ag 量低

　　D. 持续时间长（数月至数年）

　　E. 只能在胸腺内形成

11. 关于免疫耐受叙述正确的是（　　　）

　　A. 免疫耐受的建立与动物的种属品系无关

　　B. 免疫细胞功能愈完善，愈容易形成免疫耐受

　　C. 免疫细胞功能越不成熟，越易于建立免疫耐受

D. 只有在胚胎期才能诱导形成免疫耐受

E. 只有在应用免疫抑制剂条件下，才能形成免疫耐受

12. T 细胞和 B 细胞形成免疫耐受的规律是（　　　）

A. T 细胞形成免疫耐受出现较早，维持时间较短

B. B 细胞形成免疫耐受出现较早，维持时间较短

C. T 细胞形成免疫耐受出现较早，维持时间较长

D. B 细胞形成免疫耐受出现较早，维持时间较长

E. T 细胞、B 细胞形成免疫耐受所需时间和维持时间大致相同

13. 关于抗原因素与免疫耐受的叙述正确的是（　　　）

A. 颗粒性抗原易于诱导耐受

B. 诱导 B 细胞耐受需要较大剂量抗原

C. 天然可溶性蛋白属于单体

D. 天然可溶性蛋白属于聚体

E. 蛋白聚体易诱导耐受

14. 不属于免疫耐受机制的是（　　　）

A. 胸腺内阴性选择

B. 克隆消除

C. T 细胞克隆无能

D. 免疫抑制

E. B 细胞克隆无能

15. 关于抗原因素对免疫耐受的影响叙述恰当的是（　　　）

A. 抗原的持续存在是维持免疫耐受的重要条件

B. Ag 经皮下或肌内注射易形成耐受

C. Ag 有多种不同的决定簇易形成耐受

D. 耐受原多为大分子颗粒性物质

E. TD‐Ag 无论剂量多少均不易引起 T 细胞耐受

16. 关于 T 细胞、B 细胞免疫耐受的特点叙述正确的是（　　　）

A. 诱导 T 细胞耐受维持时间短，B 细胞长

B. 诱导 T 细胞耐受所需时间长，B 细胞短

C. 高剂量 TD‐Ag 不能使 T 细胞、B 细胞产生耐受

D. 低剂量 TD‐Ag 仅能使 T 细胞产生耐受，不能使 B 细胞产生耐受

E. 低剂量的 TI‐Ag 均能使 T 细胞、B 细胞产生耐受

17. 注射大剂量 Ag 形成免疫耐受是由于（　　　）

A. Ab 过剩，多余的 Ag 中和了抗体

B. Ab 形成速度慢，而代谢速度过快

C. 产生无功能抗体

D. 浆细胞麻痹

E. B 细胞分化增殖受到抑制

18. 关于免疫耐受,叙述错误的是(　　)

A. 具有特异性和记忆性

B. 由抗原诱导产生

C. 与免疫抑制是同义语

D. 免疫耐受状态的维持有赖于耐受原的持续存在

E. 自身免疫耐受的破坏可导致自身免疫病

19. 诱导 T 细胞耐受较为有效的方法是(　　)

A. 皮下注射小剂量 TI 抗原

B. 皮下注射大剂量 TI 抗原

C. 静脉注射大剂量 TI 抗原

D. 皮下注射大剂量 TD 抗原

E. 静脉注射大剂量 TD 抗原

20. 解除免疫耐受的方法是(　　)

A. 注射糖皮质激素

B. 注射大量耐受原

C. 切除动物胸腺

D. 注射与耐受原有共同抗原决定簇的抗原

E. 以亚致死量 X 线照射动物

21. 皮下多次注射小剂量变应原可达脱敏目的是因为(　　)

A. 可诱导 IFN - γ 及 TGF - β 产生

B. 抑制 IgE 抗体的产生

C. 促进 IgG 的产生

D. A 和 B 两项

E. A、B 和 C 三项

(二)多选题

1. 关于免疫耐受的机制,叙述正确的是(　　)

A. 克隆清除

B. 克隆无能及克隆忽视

C. Ts 细胞产生 TGF - β

D. IL - 10 的抑制作用

E. Th1 及 CTL 被抑制

2. T 细胞耐受(　　)

A. 仅能由 TD - Ag 诱导

B. 较 B 细胞容易

C. 所需 Ag 量低

D. 持续时间长(数月至数年)

E. 仅能由 TI - Ag 诱导

3. B 细胞耐受（　　）

    A. 仅能由 TI - Ag 诱导

    B. 较 T 细胞难

    C. 需要较大剂量的 Ag

    D. 持续时间短（数周）

    E. 需要活化 T 细胞辅助

4. 作为一种良好耐受原，应具备的性质有（　　）

    A. 为颗粒性抗原

    B. 分子量小

    C. 是聚合体形式

    D. 为可溶性抗原

    E. 是单体形式

5. 免疫耐受的特点是（　　）

    A. 特异性免疫无应答状态

    B. 除耐受原外，对其他抗原仍可产生应答

    C. 后天不可发生

    D. 新生儿期亦可形成

    E. 胚胎期易形成

6. 与免疫耐受形成有关的主要因素是（　　）

    A. 抗原剂量

    B. 抗原类型

    C. 抗原免疫途径

    D. 抗原持续存在

    E. 抗原变异

7. 免疫隔离部位有（　　）

    A. 脑

    B. 眼的前房

    C. 胎盘

    D. 胸腺

    E. 骨髓

（三）填空题

1. 通常情况下，_____细胞耐受易于诱导，所需抗原剂量低，耐受持续_____；而诱导_____细胞耐受所需抗原剂量高，耐受持续_____。

2. 免疫耐受按其形成机制不同，分为_____及_____。

3. 免疫耐受具有免疫应答的一般共性，它们均需_____诱导产生，并具有_____和_____。

4. 影响免疫耐受形成的抗原因素包括 _____、_____、_____ 和 _____ 等。

5. 机体因素可以影响免疫耐受的形成，在 _____ 和 _____ 容易诱导免疫耐受，_____ 机体一般较难诱导免疫耐受，常须联合应用 _____ 措施以加速其诱导过程。

(四)名词解释

1. 免疫耐受

2. 中枢耐受

3. 外周耐受

4. 低带耐受与高带耐受

5. 免疫隔离部位

(五)问答题

1. 试述免疫耐受的特点及其生物学作用。

2. 试述 T 细胞、B 细胞形成的免疫耐受的区别。

十五、免疫调节

(一)单选题

1. 抑制 Th2 功能的细胞因子是（　　）

　　A. IL－2

　　B. IFN－γ

　　C. IL－4

　　D. IL－5

　　E. IL－10

2. 抑制 Th1 功能的细胞因子是（　　）

　　A. IL－2，IL－10

　　B. IFN－γ，IL－4

　　C. IL－4，IL－7

　　D. IL－8，IL－10

　　E. IL－4，IL－10

3. 对免疫应答起负调节作用的细胞因子是（　　）

　　A. IL－2，IL－4，IL－5

　　B. IL－2，IL－8，IL－10

　　C. IL－1，IL－6，TGF－β

　　D. IL－10，TGF－β

　　E. IFN－γ，TGF－β

4. 由 Th2 细胞产生，抑制巨噬细胞产生 IL－1 和 IL－6 的细胞因子是（　　）

　　A. IL－3

　　B. IL－5

    C. IL - 6

    D. IL - 8

    E. IL - 10

5. 可增强 NK 细胞作用的细胞因子是(　　)

    A. IL - 2，IL - 8

    B. IL - 2，IL - 4

    C. IL - 2，IFN - γ

    D. IL - 10，IFN - γ

    E. IL - 3，IL - 4

6. 关于免疫应答的调节，叙述错误的是(　　)

    A. 免疫应答不受遗传基因的制约

    B. 免疫调节的机制决定了免疫应答发生及反应的强弱

    C. 免疫应答的调节可分为基因、细胞和分子 3 种水平的调节

    D. 神经系统和内分泌系统参与免疫应答的调节

    E. 免疫调节机制失控或异常可导致免疫性疾病的发生

7. 关于免疫调节的叙述，错误的是(　　)

    A. 免疫调节是免疫系统本身具有的能力

    B. 抑制性受体具有免疫调节作用

    C. 调节性 T 细胞参与免疫应答的调节

    D. 固有免疫应答没有免疫调节作用

    E. 独特性网络参与免疫应答的调节

8. 补体调节蛋白 C1INH 主要调节(　　)

    A. 旁路途径

    B. 经典途径

    C. MBL 途径

    D. MAC 的形成

    E. 抑制 C3 转化酶

9. 关于固有免疫应答的调节，正确的叙述是(　　)

    A. TLR 参与固有免疫的调节

    B. TCR 参与固有免疫的调节

    C. TNF 参与固有免疫的调节

    D. BCR 参与固有免疫的调节

    E. 以上都不是

10. 细胞因子的调控成分主要是(　　)

    A. 酪氨酸激酶

    B. 泛素

    C. 转录因子

　　D. 细胞因子信号转导抑制蛋白（SOCS）

　　E. IL－2R

11. T 细胞活化的抑制性受体是（　　）

　　A. KIR

　　B. KAR

　　C. TCR

　　D. CTLA－4

　　E. IL－2R

12. B 细胞活化的抑制性受体是（　　）

　　A. FcγR Ⅱ－B

　　B. IgM

　　C. BCR

　　D. IgD

　　E. IL－4

13. 与 B 细胞表面 CR1 结合，促进 B 细胞增殖、活化的分子是（　　）

　　A. C1

　　B. C2a

　　C. C3a

　　D. C3b

　　E. C4

14. 下列成分中，抑制免疫细胞信号转导的受体是（　　）

　　A. ITAM

　　B. ITIM

　　C. B7

　　D. CD28

　　E. CD40

15. 对细胞免疫应答起负调节作用的是（　　）

　　A. IL－2、IL－4、IL－5

　　B. IL－2、IL－8、IL－10

　　C. IL－1、IL－6、TGF－β

　　D. IL－4 、IL－10、TGF－β、

　　E. IL－12、INF－γ、TGF－β

16. 与 Tc 细胞活化、增殖、分化无关的物质是（　　）

　　A. 协同刺激分子

　　B. MHC Ⅰ类分子

　　C. IL－4

　　D. IFN－γ

E. IL-2

17. 关于 CD4+ T 细胞的免疫调节，叙述错误的是（　　）

A. Th1 分泌 IL-2、IFN-γ 促进细胞免疫应答

B. Th2 分泌 IL-4、IL-5、IL-10 参与体液免疫应答

C. Th1 分泌 IFN-γ 可抑制 Th2 的增殖

D. Th2 产生的 IL-4 增强 Th1 的增殖

E. Th1 和 Th2 处于动态平衡状态，维持正常的免疫应答

18. 肾上腺皮质激素（　　）

A. 只对 B 细胞产生抑制

B. 只对 T 细胞产生抑制

C. 只对树突状细胞产生抑制

D. 只对巨噬细胞产生抑制

E. 对所有免疫细胞均产生抑制

(二)多选题

1. 关于免疫调节的表述正确的是（　　）

A. 是机体在长期进化过程中随免疫系统发育完善而形成的各种有效调节手段

B. 是机体本身对免疫应答过程做出的生理性反馈

C. 是机体维持内环境稳定将免疫应答控制在有效而适度的范围

D. 是在免疫应答的基因水平、蛋白质水平、细胞水平以及整体和群体水平的调节

E. 可为免疫相关特别是免疫调节失效相关疾病的防治提供有效干预手段

2. 可见于 T 细胞的抑制性受体是（　　）

A. FcγRⅡ-B

B. KIR

C. CTLA-4

D. PD-1

E. gp49B1

3. 多数情况下能增强免疫应答的是（　　）

A. 皮质类固醇

B. 雄激素

C. 雌激素

D. 生长激素

E. 甲状腺素

4. 参与免疫调节的抑制性受体有（　　）

A. CTLA-4

B. FcγRⅡ-B

C. KIR

D. ITIM

E. NKG2A

(三)填空题

1. 免疫调节是多方面的，如_____、_____、_____及_____。

2. 免疫细胞表达两类功能不同的受体酪氨酸基序，即_____和_____。

3. NK 细胞的抑制性受体有_____、_____、_____。

4. 多种细胞因子通过_____、_____、_____轴线，刺激糖皮质激素的合成。

5. B7 分子与_____结合提供 T 细胞活化的第二信号，而与_____结合发出抑制信号。

6. 活化的 T 细胞、B 细胞同时被清除的一种自杀程序，称为_____，即_____。

(四)名词解释

免疫调节

十六、超敏反应

(一)单选题

1. 表达高亲和力的 IgE FcR 的细胞是( )

　　A. 单核细胞、巨噬细胞

　　B. 中性粒细胞、肥大细胞

　　C. 中性粒细胞、嗜碱性粒细胞

　　D. 肥大细胞、嗜碱性粒细胞

　　E. 嗜酸性粒细胞、嗜碱性粒细胞

2. 参与 I 型超敏反应的抗体是( )

　　A. IgE

　　B. IgD

　　C. IgM

　　D. IgA

　　E. IgG

3. 介导 I 型超敏反应的生物活性物质主要是由( )释放。

　　A. 巨噬细胞

　　B. 单核细胞

　　C. 肥大细胞

　　D. B 细胞

　　E. 中性粒细胞

4. 介导 I 型超敏反应晚期相的最主要介质是( )

　　A. 组胺

B. 白三烯(LTs)

C. 肝素

D. 腺苷酸环化酶

E. 前列腺素

5. Ⅰ型超敏反应可通过(　　　)被动转移。

A. 致敏淋巴细胞

B. 患者的血清

C. 特异性转移因子

D. 生物活性介质

E. 特异性 IgE 形成细胞

6. 属于Ⅰ型超敏反应的疾病是(　　　)

A. 新生儿溶血症

B. 系统性红斑狼疮性肾炎

C. 接触性皮炎

D. 青霉素过敏性休克

E. 输血反应

7. 属于Ⅱ型超敏反应的疾病是(　　　)

A. 新生儿溶血症

B. 系统性红斑狼疮

C. 血清病

D. 接触性皮炎

E. 青霉素过敏性休克

8. 属于Ⅳ型超敏反应的疾病是(　　　)

A. 输血反应

B. 支气管哮喘

C. 类风湿性关节炎

D. 接触性皮炎

E. 青霉素过敏性休克

9. 抗体介导的超敏反应有(　　　)

A. Ⅰ、Ⅱ、Ⅳ型超敏反应

B. Ⅰ、Ⅱ、Ⅲ型超敏反应

C. Ⅰ、Ⅲ、Ⅳ型超敏反应

D. Ⅱ、Ⅲ、Ⅳ型超敏反应

E. Ⅱ、Ⅳ型超敏反应

10. 预防 Rh 血型不符的新生儿溶血症的方法是(　　　)

A. 用抗 Rh 血清给新生儿进行人工被动免疫

B. 给胎儿输入母亲的红细胞

C. 用过量的抗原中和母亲的抗 Rh 球蛋白

D. 用免疫抑制剂抑制母亲产生的抗 Rh 抗体

E. 分娩 72 小时内给产妇注射抗 Rh 免疫血清

11. 关于Ⅳ型超敏反应，叙述正确的是（　　）

A. 以中性粒细胞浸润为主的炎症

B. 抗原注入后 4 小时达到反应高峰

C. 补体参与炎症的发生

D. 能通过血清 Ig 被动转移

E. 以单核细胞浸润为主的炎症

12. 属于Ⅳ型超敏反应的是（　　）

A. 过敏性休克

B. 血清病

C. 类风湿性关节炎

D. 结核菌素皮肤试验阳性

E. 系统性红斑狼疮

13. 属于Ⅲ型超敏反应的疾病是（　　）

A. 新生儿溶血症

B. 肺出血-肾炎综合征

C. 血清病

D. 接触性皮炎

E. 过敏性哮喘

14. Ⅳ型超敏反应可经过（　　）被动转移。

A. 巨噬细胞

B. 致敏淋巴细胞

C. 血清 Ig

D. 血清补体

E. 中性粒细胞

15. 可以引起Ⅲ型超敏反应的物质是（　　）

A. 细胞因子

B. 单核吞噬细胞

C. 补体

D. 免疫球蛋白

E. 免疫复合物

16. 脱敏治疗可用于（　　）

A. 青霉素皮试阳性者

B. 血清病患者

C. 对某种食物过敏者

D. 支气管哮喘患者

E. 对异种血清过敏，又必须使用的个体

17. 免疫复合物沉积引起血管炎的主要原因是（　　　）

A. 组胺和白三烯

B. 攻膜复合体

C. 细胞毒性 T 细胞

D. 细胞因子

E. 中性粒细胞的溶酶体酶

18. Ⅱ型超敏反应的发生机制是（　　　）

A. 巨噬细胞直接吞噬靶细胞

B. CTL 特异性杀伤靶细胞

C. 补体依赖的细胞毒作用

D. 中性粒细胞释放溶酶体酶

E. 嗜酸性粒细胞介导的 ADCC

19. 青霉素可以引起（　　　）

A. Ⅰ、Ⅱ型超敏反应

B. Ⅰ、Ⅱ、Ⅲ型超敏反应

C. Ⅱ、Ⅳ型超敏反应

D. Ⅰ、Ⅱ、Ⅲ、Ⅳ型超敏反应

E. Ⅰ、Ⅱ、Ⅳ型超敏反应

20. 与血清病有关的因素是（　　　）

A. 存在抗肾小球基底膜抗体

B. 大量 IgE 产生

C. 补体水平升高

D. 中等大小可溶性免疫复合物形成

E. 巨噬细胞功能亢进

21. 引起 Arthus 反应的主要原因是（　　　）

A. Th1 释放的淋巴因子的作用

B. 单核细胞浸润引起的炎症

C. 肥大细胞脱颗粒

D. IgE 抗体大量产生

E. IC 引起的补体活化

22. 在免疫复合物引起的组织损伤中，起主要作用的细胞是（　　　）

A. 巨噬细胞

B. 血小板

C. 淋巴细胞

D. 中性粒细胞

E. NK 细胞

23. 与免疫复合物性疾病发病无关的因素是（　　　）

　　A. 大量淋巴细胞局部浸润

　　B. 免疫复合物在血管壁沉积

　　C. 激活补体产生大量 C3a、C5a

　　D. 大量 IC 形成

　　E. 血管活性物质的释放

24. 能使胎儿 Rh^+ 红细胞发生溶解破坏的抗体是（　　　）

　　A. IgM

　　B. IgA

　　C. IgD

　　D. IgG

　　E. IgE

25. 与Ⅰ型超敏反应无关的物质是（　　　）

　　A. 组胺

　　B. 备解素

　　C. 激肽

　　D. 白三烯

　　E. 前列腺素

26. Ⅲ型超敏反应的重要病理学特征是（　　　）

　　A. 巨噬细胞浸润

　　B. 淋巴细胞浸润

　　C. 嗜酸性粒细胞浸润

　　D. 中性粒细胞浸润

　　E. 红细胞浸润

27. 与Ⅱ型超敏反应发生无关的成分是（　　　）

　　A. 补体

　　B. 吞噬细胞

　　C. 肥大细胞

　　D. IgG

　　E. IgM

28. 关于Ⅰ型超敏反应皮肤试验，叙述错误的是（　　　）

　　A. 一般在 15～20 分钟观察结果

　　B. 局部皮肤出现红晕，风团直径＞1cm，皮试为阳性

　　C. 在受试者前臂内侧皮内注射

　　D. 可检测到引起Ⅰ型超敏反应的变应原

　　E. 可有单个核细胞

(二)多选题

1. 关于接触性皮炎的叙述正确的是（　　）

    A. 经皮肤致敏引起

    B. 其发生与 IL-2、IFN-γ 和 TNF-β 有密切关系

    C. 主要由小分子化学物质引起

    D. 通常在接触变应原后几个小时内出现

    E. 局部以单个核细胞浸润为主

2. 在Ⅲ型超敏反应中，与组织细胞损伤有关的是（　　）

    A. 激活血小板，形成微血栓

    B. Th1 细胞介导的炎性反应

    C. 中等大小免疫复合物沉积在局部组织

    D. 激活补体，产生炎症介质

    E. 中性粒细胞释放溶酶体酶

3. 关于新生儿溶血症的叙述正确的是（　　）

    A. 发生于母亲为 Rh+ 而胎儿为 Rh- 的情况下

    B. 发生于母亲为 Rh- 而胎儿为 Rh+ 的情况下

    C. 是由母体内的天然血型抗体通过胎盘进入胎儿体内引起

    D. 是由母体内 IgG 类抗 Rh 抗体通过胎盘进入胎儿体内引起

    E. 可于产前 72 小时给胎儿注射抗 Rh 抗体进行预防

4. 与Ⅰ型超敏反应发生、发展有关的细胞是（　　）

    A. 嗜酸性粒细胞

    B. 中性粒细胞

    C. NK 细胞

    D. 嗜碱性粒细胞

    E. LAK 细胞

5. Ⅱ型超敏反应中的效应细胞主要包括（　　）

    A. 巨噬细胞

    B. NK 细胞

    C. Tc 细胞

    D. 中性粒细胞

    E. 血小板

6. 关于支气管哮喘的叙述正确的是（　　）

    A. 具有个体差异

    B. NK 细胞、巨噬细胞也参与其发病机制

    C. 可出现单个核细胞浸润性炎症

    D. 患者可出现 Authus 反应

    E. 肥大细胞和嗜碱性粒细胞参与了其发病机制

7. 补体可参与( )

    A. Ⅰ型超敏反应

    B. Ⅱ型超敏反应

    C. Ⅲ型超敏反应

    D. Ⅳ型超敏反应

    E. 血清过敏

8. Ⅰ型超敏反应的特点包括( )

    A. 由 IgE 介导

    B. 有明显的个体差异

    C. 有肥大细胞和嗜碱性粒细胞参与

    D. 补体参与反应

    E. 反应多在 24 小时内消退

9. Ⅱ型超敏反应性疾病包括( )

    A. Graves 病

    B. 过敏性休克

    C. 系统性红斑狼疮

    D. 新生儿溶血症

    E. 肾小球肾炎

10. Ⅱ型超敏反应组织和细胞损伤的机制是( )

    A. ADCC 作用

    B. 通过替代途径激活补体

    C. IgG 与循环靶细胞特异性结合后，通过调理作用促进靶细胞溶解破坏

    D. 抗原抗体复合物激活补体使其沉积在局部组织

    E. 补体激活后形成的膜攻击复合物使靶细胞发生溶解

(三)填空题

1. Ⅰ型超敏反应主要由_____介导，可发生于_____ 。

2. 参与Ⅱ型超敏反应的抗体主要是_____和_____类抗体。

3. 诱发超敏反应的抗原称为_____，可以是_____也可以是完全抗原。

4. Ⅱ型超敏反应又称为_____或_____超敏反应。

5. Ⅰ、Ⅱ、Ⅲ型超敏反应由_____介导。

6. Ⅳ型超敏反应由_____介导，可由_____被动转移。

7. 血清病属于_____型超敏反应，血清过敏性休克属于_____型超敏反应。

8. 在注射_____时，如果遇到皮肤反应阳性但又必须使用者，可采用小剂量、短间隔、多次注射的方法，称为_____。

(四)名词解释

1. 超敏反应

2. 变应原

3. Arthus 反应

（五）问答题

1. 试述Ⅰ型超敏反应的特点及其防治原则。

2. 试述Ⅱ型超敏反应的特点。

3. 试述Ⅲ型超敏反应的特点。

4. 试述Ⅳ型超敏反应的特点。

5. 以青霉素引起的过敏性休克为例，试述Ⅰ型超敏反应的机制。

十七、免疫缺陷病

（一）单选题

1. 免疫缺陷病是指（   ）

　　A. 免疫系统先天发育不全或后天受损所致免疫功能降低或缺失的一组临床综合征

　　B. 应用免疫抑制剂导致的免疫无应答状态

　　C. 由于过度而持久的自身免疫反应导致组织器官损伤的一类疾病

　　D. 机体对某些抗原所产生的非正常生理性免疫应答

　　E. 机体经某种抗原诱导后形成的特异性免疫无应答状态

2. 免疫缺陷病的特征不包括（   ）

　　A. 易遭受微生物反复感染或重症感染

　　B. 易发生自身免疫疾病

　　C. 易发生恶性肿瘤

　　D. 常可检出高滴度的自身抗体

　　E. 某些免疫缺陷病与遗传基因异常有关

3. 免疫缺陷病最主要的临床表现是（   ）

　　A. 对各种感染的易感性增加

　　B. 恶性肿瘤的发病率增高

　　C. 超敏反应的发病率增高

　　D. 自身免疫病的发病率增高

　　E. 营养不良

4. 原发性免疫缺陷病中最常见的是（   ）

　　A. 体液免疫缺陷

　　B. 细胞免疫缺陷

　　C. 联合免疫缺陷

　　D. 吞噬细胞缺陷

　　E. 补体缺陷

5. 最常见的原发性 B 细胞缺陷病是（   ）

　　A. 选择性 IgA 缺陷

B. X 性联高 IgM 血症

C. Bruton 病

D. DiGeorge 综合征

E. 裸淋巴细胞综合征

6. 最常见的选择性 Ig 缺陷是（　　　）

　　A. 选择性 IgM 缺陷

　　B. 选择性 IgA 缺陷

　　C. 选择性 IgG 缺陷

　　D. 选择性 IgD 缺陷

　　E. 选择性 IgE 缺陷

7. 属于重症联合免疫缺陷病的是（　　　）

　　A. DiGeorge 综合征

　　B. XSCID

　　C. 慢性肉芽肿病

　　D. 艾滋病

　　E. 遗传性血管神经性水肿

8. 由于 MHC Ⅱ 类分子表达缺陷引起的疾病是（　　　）

　　A. 遗传性血管神经性水肿

　　B. 毛细血管扩张性共济失调综合征

　　C. WisKott‐Aldrich 综合征

　　D. 裸淋巴细胞综合征

　　E. 阵发性夜间血红蛋白尿

9. 慢性肉芽肿病（CGD）属于（　　　）

　　A. T 淋巴细胞缺陷病

　　B. B 淋巴细胞缺陷病

　　C. 联合免疫缺陷病

　　D. 补体缺陷病

　　E. 吞噬细胞缺陷病

10. AIDS 属于（　　　）

　　A. 原发性免疫缺陷病

　　B. 体液免疫缺陷病

　　C. 联合免疫缺陷病

　　D. 获得性免疫缺陷病

　　E. 以上都不是

11. AIDS 的特征性免疫异常是（　　　）

　　A. 补体活性降低

　　B. 迟发型皮肤超敏反应减弱或缺乏

    C. 血清 IgG、IgA 升高

    D. $CD4^+$ T 细胞缺乏，$CD4^+/CD8^+$ T 细胞比值下降

    E. 体液免疫功能正常

12. HIV 侵入靶细胞与 CD4 分子结合的蛋白是（　　）

    A. gp120

    B. gp41

    C. p17

    D. P24

    E. 以上都不是

13. Digeorge 综合征属于（　　）

    A. 重症联合免疫缺陷病

    B. B 细胞缺陷病

    C. T 细胞缺陷病

    D. 补体缺陷病

    E. 吞噬细胞缺陷病

14. 遗传性血管神经性水肿由（　　）引起。

    A. C3 缺陷

    B. C4 缺陷

    C. C1INH 缺陷

    D. C1q 缺陷

    E. C9 缺陷

15. 血清中免疫球蛋白缺乏，一般应考虑（　　）

    A. 轻链病

    B. 重链病

    C. 免疫缺陷病

    D. 免疫增殖病

    E. 自身免疫病

16. ADA 和 PNP 缺陷可导致（　　）

    A. 粒细胞发育障碍

    B. 慢性肉芽肿病

    C. Bruton 综合征

    D. 毛细血管扩张性共济失调综合征

    E. 联合免疫缺陷病

17. 白细胞黏附缺陷属于（　　）

    A. T 淋巴细胞缺陷病

    B. B 淋巴细胞缺陷病

    C. 补体缺陷病

D. 吞噬细胞缺陷病

E. 联合免疫缺陷病

18. 腺苷脱氨酶缺陷属于(　　)

A. T 细胞缺陷

B. B 细胞缺陷

C. 联合免疫缺陷

D. 吞噬细胞缺陷

E. 补体缺陷

19. 与体液免疫应答异常有关的免疫缺陷病是(　　)

A. 性联无丙种球蛋白血症

B. 夜间血红蛋白尿

C. 肉芽肿病

D. 慢性黏膜念珠菌病

E. 遗传性血管神经性水肿

20. C3 缺陷最常见的临床结果是(　　)

A. 肿瘤的发病率增加

B. 对病毒的易感性增高

C. 对真菌的易感性增高

D. 对化脓性细菌易感

E. 以上都不是

21. 有关 DiGeorge 综合征的叙述错误的是(　　)

A. 又称先天性胸腺发育不良

B. B 细胞抗体应答能力正常

C. 患者易发生真菌或病毒感染

D. 胸腺移植可有效治疗

E. 对器官移植不发生排斥反应

(二)多选题

1. 免疫缺陷病的一般特性包括(　　)

A. 易发恶性肿瘤

B. 补体水平增高

C. 伴发自身免疫性疾病

D. 出现反复、持续、严重的感染

E. 遗传倾向

2. HIV 的主要"庇护所"是(　　)

A. T 淋巴细胞

B. 树突状细胞

C. B 淋巴细胞

  D. 巨噬细胞

  E. NK 细胞

3. 引起继发性免疫缺陷的因素有（ ）

  A. 营养不良

  B. 医源性免疫缺陷

  C. 肿瘤

  D. 感染

  E. 脾切除

4. 原发性 B 细胞缺陷应除外（ ）

  A. 性联无丙种球蛋白血症

  B. XLA

  C. 选择性 IgA 缺陷

  D. DiGeorge 综合征

  E. 慢性肉芽肿病

5. 引起 AIDD 的病因可以是（ ）

  A. 营养不良

  B. 感染

  C. 手术、创伤、烧伤等

  D. 免疫抑制药物

  E. 肿瘤

6. 可以导致免疫缺陷性疾病的是（ ）

  A. T 细胞发育缺陷

  B. 流感

  C. 吞噬细胞功能缺陷

  D. 补体功能缺陷

  E. B 细胞发育缺陷

7. 与体液免疫无关的免疫缺陷性疾病是（ ）

  A. DiGeorge 综合征

  B. X-连锁无丙种球蛋白血症

  C. 严重联合免疫缺陷病

  D. 慢性肉芽肿病

  E. 遗传性血管神经性水肿

（三）填空题

1. 免疫缺陷病根据累及的免疫成分不同，可分为_____、_____、_____、_____和_____。

  2. 获得性免疫缺陷综合征是由_____感染引起的。

  3. AIDS 的传染源是_____和_____。

4. AIDS 的主要传播方式有三种：_____、_____和_____。

5. 引起继发性免疫缺陷最常见的原因有_____、_____、

_____、_____。

6. AIDS 的临床特点有_____、_____和_____。

(四)名词解释

1. 原发性免疫缺陷病

2. 获得性免疫缺陷病

3. 裸淋巴细胞综合征

4. DiGeorge 综合征

(五)问答题

免疫缺陷病的共同特点是什么？

十八、自身免疫病

(一)单选题

1. 有关自身免疫的叙述正确的是( )

    A. 机体对自身抗原不应答

    B. 产生自身抗体和(或)自身反应性 T 细胞

    C. 导致组织损伤并引起临床症状

    D. 是对机体有害的免疫应答

    E. 健康个体不出现

2. 自身免疫病是由于( )功能损害所致。

    A. 抗原呈递

    B. 免疫防御

    C. 免疫监视

    D. 免疫自稳

    E. 免疫调节

3. 下列属于自身免疫病的是( )

    A. 艾滋病

    B. 白血病

    C. 多发性骨髓瘤

    D. 乙型脑炎

    E. 胰岛素依赖型糖尿病

4. 下列不属于自身免疫病的是( )

    A. SLE

    B. 溃疡性结肠炎

    C. 重症肌无力

    D. 荨麻疹

E. 甲状腺功能亢进

5. 携带 DR5 的个体易患（　　）

    A. 类风湿性关节炎

    B. 重症肌无力

    C. 多发性硬化症

    D. 桥本甲状腺炎

    E. 系统性红斑狼疮

6. 与风湿性心脏病的发病有关的是（　　）

    A. 免疫隔离部位抗原的释放

    B. 分子模拟

    C. 表位扩展

    D. 免疫忽视的打破

    E. 自身抗原的改变

7. A 群乙型溶血性链球菌感染后引起肾小球肾炎是由于（　　）

    A. 链球菌与肾小球基底膜有交叉抗原

    B. 促进隐蔽抗原的释放

    C. 免疫功能缺陷

    D. 自身抗原的改变

    E. 免疫调节功能异常

8. 超抗原引起自身免疫病的机制是（　　）

    A. 隐蔽抗原的释放

    B. 自身抗原的改变

    C. 交叉抗原的存在

    D. 免疫忽视的打破

    E. 分子模拟

9. 重症肌无力的自身抗原是（　　）

    A. 平滑肌

    B. 乙酰胆碱受体

    C. 胰岛素受体

    D. 细胞核

    E. 血小板

10. 下列不属于隐蔽抗原的是（　　）

    A. 精子

    B. 组织相容性抗原

    C. 脑组织

    D. 睾丸

    E. 眼晶状体

11. 刺激机体产生类风湿因子的抗原是( )
   A. 变性 IgA
   B. 变性 IgM
   C. 变性 IgG
   D. 变性 IgE
   E. 变性 IgD

12. 引起自身免疫性肾小球肾炎的抗原主要是( )
   A. 链球菌 M 蛋白
   B. SPA
   C. 肺炎球菌荚膜多糖
   D. PPD
   E. LPS

13. Graves 病患者血清中的抗 TSHR 抗体的类型主要是( )
   A. IgG
   B. IgA
   C. IgE
   D. IgM
   E. IgD

14. 下列对自身抗体的叙述正确的是( )
   A. 健康人血清中可存在
   B. 自身免疫病患者才有
   C. 为器官特异性
   D. 均为 IgM 型
   E. 通过 I 型超敏反应导致组织损伤

15. 血清中检出高效价抗核抗体多见于( )
   A. 多发性骨髓瘤
   B. 系统性红斑狼疮
   C. 自身免疫性溶血性贫血
   D. 甲状腺肿大
   E. 重症肌无力

16. 属于器官特异性自身免疫病的是( )
   A. 系统性红斑狼疮
   B. 类风湿性关节炎
   C. 重症肌无力
   D. 胆囊炎
   E. 支气管哮喘

17. 自身免疫病的组织损伤机制是( )

　　A. Ⅰ、Ⅱ、Ⅲ型超敏反应

　　B. Ⅱ、Ⅲ、Ⅳ型超敏反应

　　C. Ⅲ、Ⅳ型超敏反应

　　D. Ⅰ、Ⅱ、Ⅳ型超敏反应

　　E. Ⅱ、Ⅲ型超敏反应

18. 胰岛素依赖型糖尿病的发生机制是（　　　）

　　A. Ⅰ型超敏反应

　　B. Ⅱ型超敏反应

　　C. Ⅲ型超敏反应

　　D. Ⅳ型超敏反应

　　E. 以上都不是

19. 由Ⅱ型超敏反应引起的自身免疫性疾病是（　　　）

　　A. 自身免疫性溶血性贫血

　　B. 甲状腺肿大

　　C. 支气管哮喘

　　D. 系统性红斑狼疮

　　E. 胰岛素依赖型糖尿病

20. 由Ⅳ型超敏反应引起的自身免疫性疾病是（　　　）

　　A. 自身免疫性溶血性贫血

　　B. 毒性弥漫性甲状腺肿

　　C. 重症肌无力

　　D. 系统性红斑狼疮

　　E. 胰岛素依赖型糖尿病

21. 与 AID 发生机制无关的是（　　　）

　　A. 表位扩展

　　B. 免疫忽视

　　C. 免疫隔离部位抗原的释放

　　D. 分子模拟

　　E. 克隆清除

22. 克萨奇病毒感染引发糖尿病的主要机制是（　　　）

　　A. 隐蔽抗原的释放

　　B. 表位扩展

　　C. 免疫忽视

　　D. 分子模拟

　　E. 自身抗原改变

23. 环孢霉素 A 治疗自身免疫病的机制是（　　　）

　　A. 抑制 IL－2 基因的信号转导

B. 抑制 CD28 的表达

C. 阻断抗原和抗体的结合

D. 抑制抗原呈递

E. 降低自身抗原含量

(二)多选题

1. 关于自身免疫和自身免疫病的关系，叙述正确的是( )

A. 自身免疫等同于自身免疫病

B. 自身免疫不同于自身免疫病

C. 自身免疫不一定引起自身免疫病

D. 自身免疫可产生自身抗体

E. 自身免疫适度对机体有利

2. 自身免疫病主要的基本特征有( )

A. 可检出高滴度自身抗体或自身致敏淋巴细胞

B. 大多反复发作

C. 女性发病率高于男性

D. 病程一般较长

E. 通常可彻底治愈

3. 自身免疫病的特点包括( )

A. 用免疫抑制治疗有效

B. 血清中自身抗体水平通常降低

C. 病情常反复发作

D. 病情慢性迁延

E. 部分自身免疫病易发生于女性

4. 自身免疫病的诱因是( )

A. 各种因素引起的自身抗原的改变

B. 共同抗原

C. 免疫佐剂

D. 隐蔽抗原的释放

E. 表位扩展

5. 自身免疫病的治疗原则是( )

A. 应用细胞因子

B. 免疫增强治疗

C. 免疫抑制治疗

D. 预防感染

E. 控制感染

6. 自身免疫病的发生机制是( )

A. 遗传方面的因素

B. 与性别有关

C. 调节性 T 细胞功能异常

D 淋巴细胞多克隆活化

E. 隔离部位抗原释放

7. 具有器官特异性的自身免疫性疾病是（   ）

    A. 胰岛素依赖型糖尿病

    B. 弥漫性甲状腺肿

    C. 系统性红斑狼疮

    D. 自身免疫性贫血

    E. 重症肌无力

8. 可引起自身免疫病的免疫隔离部位抗原有（   ）

    A. 眼内容物

    B. DC

    C. 脑组织

    D. 精子

    E. 血细胞

9. 属于系统性的自身免疫性疾病是（   ）

    A. 胰岛素依赖型糖尿病

    B. 弥漫性甲状腺肿

    C. 系统性红斑狼疮

    D. 类风湿性关节炎

    E. 多发性硬化症

(三)填空题

1. _____是指机体免疫系统对自身成分发生免疫应答的现象。如果这种免疫应答对自身组织造成_____并出现_____，引起临床症状时，称为_____。

2. _____与人心肌间质、心肌和肾基底膜等有共同抗原成分。

3. 大肠杆菌 O14 型脂多糖与人结肠黏膜有共同抗原，所以与_____有关。

4. 精子、神经髓鞘磷脂碱性蛋白和眼晶体蛋白都属于_____。

(四)名词解释

1. 自身免疫

2. 自身免疫病

3. 免疫隔离部位

4. 分子模拟

5. 免疫缺陷病

(五)问答题

1. 自身免疫性疾病的损伤机制及典型疾病有哪些？

2. 自身免疫性疾病的基本特点是什么？

十九、移植免疫

(一)单选题

1. 引起移植排斥反应最重要的抗原是( )

    A. Rh 血型抗原

    B. mH 抗原

    C. 异嗜性抗原

    D. HLA 抗原

    E. 超抗原

2. 在宿主抗移植物反应中,最严重的排斥反应是( )

    A. 急性排斥反应

    B. 超急性排斥反应

    C. 亚急性排斥反应

    D. 慢性排斥反应

    E. 以上均不是

3. 用鼠源性抗 CD3 单克隆抗体防治移植排斥反应,最主要的并发症是( )

    A. GVHR

    B. HVGR

    C. Ⅰ型超敏反应

    D. 自身免疫病

    E. 肿瘤

4. 引起超急性排斥反应的因素是( )

    A. ABO 血型抗体

    B. TDTH 细胞和 Tc

    C. 移植物供血不足

    D. 中性粒细胞浸润

    E. 增强抗体

5. 肾移植时,HLA 配型最为重要的是( )

    A. HLA - DP、HLA - C

    B. HLA - DR、HLA - A、HLA - B

    C. HLA - DQ、HLA - C

    D. HLA - A、HLA - B

    E. HLA - B、HLA - C

6. 器官移植失败的原因,除了排斥反应外其次是( )

    A. 手术操作的失败

    B. 免疫功能低下导致感染

    C. 药物的毒副作用

　　D. 营养不良

　　E. 手术引起应激性溃疡

7. 无血缘关系的同种器官移植发生移植排斥反应，主要原因是（　　）

　　A. 移植物供血不足

　　B. 移植物被细菌污染

　　C. MHC 不相匹配

　　D. 受者免疫功能紊乱

　　E. 受者体内有自身反应性 T 细胞

8. 通过激活补体参与移植排斥反应的抗体主要是（　　）

　　A. IgA

　　B. IgG

　　C. IgM

　　D. IgE

　　E. IgD

9. 根据移植物来源，肾移植存活率最高的是（　　）

　　A. 同卵双胞胎供体肾

　　B. 亲属供体肾

　　C. 异种供体肾

　　D. 父母亲的肾

　　E. 同种供体肾

10. 骨髓移植后，引起 GVHR 的主要效应细胞是骨髓中的（　　）

　　A. T 淋巴细胞

　　B. B 淋巴细胞

　　C. 基质细胞

　　D. 造血干细胞

　　E. 巨核干细胞

11. 临床上最常见的移植类型是（　　）

　　A. 自体移植

　　B. 同种同基因移植

　　C. 同种异基因移植

　　D. 异种移植

　　E. 以上均不是

12. 同种异体移植常发生（　　）

　　A. 超急性排斥反应

　　B. 急性排斥反应

　　C. 慢性排斥反应

　　D. GVHR

E. 迟发型排斥反应

13. 移植排斥反应主要由（　　）介导。

A. T 淋巴细胞

B. B 淋巴细胞

C. NK 细胞

D. 巨噬细胞

E. DC

14. 使用环孢菌素 A 最常见的副作用是（　　）

A. 继发性免疫缺陷病发病率增高

B. 自身免疫病发病率增高

C. 肾功能损伤

D. 过敏反应

E. 肝毒性

15. 异种移植成功的最大障碍是（　　）

A. 超急性排斥反应

B. 感染动物的微生物

C. Ⅰ型超敏反应

D. 急性排斥反应

E. 迟发型异种移植排斥反应

16. 排斥反应中受损伤的靶器官主要是（　　）

A. 移植物的实质细胞

B. 移植物的内皮细胞

C. 宿主的免疫系统

D. 移植物内微血管

E. 宿主的供血微血管

17. 关于骨髓移植的描述，错误的是（　　）

A. HLA 配型应完全一致

B. 应注意预防感染

C. 移植排斥反应发生率相对低

D. 可发生 GVHD

E. 可伴免疫缺陷

18. 骨髓移植时，预防 GVHR 的特定方法是（　　）

A. ABO 配型

B. HLA 配型

C. 选择性地去除移植物中针对宿主抗原的 T 细胞

D. ABO 配型和 HLA 配型

E. 免疫抑制药物的使用

19. 阻断 IL-2 与其受体结合的免疫抑制剂是（   ）

    A. 硫唑嘌呤

    B. FK-506

    C. 雷帕霉素

    D. 抗 CD25 抗体

    E. 环孢菌素 A

(二)多选题

1. 异种移植排斥反应包括（   ）

    A. 超急性排斥反应

    B. 急性排斥反应

    C. 慢性排斥反应

    D. 迟发型排斥反应

    E. 以上均不是

2. 在移植物排斥反应中，免疫细胞的作用包括（   ）

    A. APC 摄取、处理并提呈抗原

    B. Tc 直接杀伤靶细胞

    C. NK 细胞参与杀伤靶细胞

    D. TDTH 介导 IV 型超敏反应引起靶器官损伤

    E. Th 辅助 B 细胞及 Tc 细胞活化

3. 参与移植排斥反应的细胞有（   ）

    A. T 淋巴细胞

    B. 巨噬细胞

    C. 过客白细胞

    D. NK 细胞

    E. 树突状细胞

4. 关于直接识别的叙述正确的是（   ）

    A. 不同于经典抗原识别

    B. $CD8^+$ T 细胞识别同基因型 MHC I 类分子

    C. MLR 试验证实受者体内有 1% ~10% 的 T 细胞能识别同种异型抗原，故反应强烈

    D. 对环孢菌素 A 敏感

    E. 主要引起急性排斥反应

5. 关于间接识别的叙述正确的是（   ）

    A. 抗原提呈细胞是供者 APC

    B. 主要引起慢而弱的排斥反应

    C. 被激活细胞为 $CD4^+$ T 细胞

    D. 对环孢菌素 A 不敏感

E. 次要组织相容性抗原通过间接识别方式提呈给受者 T 细胞

6. 提高移植物存活率的方法包括（　　）

　　A. ABO 血型鉴定

　　B. HLA 配型

　　C. 检测血清总补体含量

　　D. 移植前使用免疫抑制剂

　　E. mH 的鉴定

7. 在器官移植排斥反应中可产生相互作用的细胞是（　　）

　　A. Th2 与 B 淋巴细胞

　　B. Tc 与移植物细胞

　　C. TDTH 与单核细胞

　　D. NK 细胞与移植物细胞

　　E. B 淋巴细胞与血管内皮细胞

8. 引起排斥反应的抗原有（　　）

　　A. 血型抗原

　　B. MHC Ⅰ 类抗原

　　C. 异嗜性抗原

　　D. MHC Ⅲ 类抗原

　　E. MHC Ⅱ 类抗原

9. 关于 GVHR 的描述，正确的是（　　）

　　A. 是宿主抗移植物反应

　　B. 病理特点为皮肤、肝、肠道上皮细胞坏死

　　C. 常见于骨髓移植

　　D. 由受者体内预存抗体引起

　　E. 为同种异型抗原参与的移植排斥反应

10. 移植排斥反应可能涉及（　　）

　　A. 细胞免疫

　　B. Ⅲ 型超敏反应

　　C. 补体依赖的细胞毒反应

　　D. IFN - γ 的释放

　　E. 体液免疫

(三)填空题

1. 移植排斥反应的类型主要有_____和_____。

2. HVGR 的类型分为_____、_____、_____。

3. 同种异型移植排斥反应的防治措施当中以_____尤为重要。

4. 同种异型移植排斥反应的防治包括_____、_____、_____。

5. 根据移植物的来源及遗传背景，将其分为 _____、_____、_____

和_____。

(四)名词解释

1. 宿主抗移植物反应

2. 移植物抗宿主反应(GVHR)

3. 直接识别

4. 间接识别

(五)问答题

1. 试述同种异型移植排斥反应的类型及其病理变化。

2. 试述同种异型移植排斥反应的防治原则。

二十、肿瘤免疫

(一)单选题

1. 肿瘤发生的主要机制是( )

   A. 免疫防御功能障碍

   B. 免疫监视功能障碍

   C. 免疫自稳功能障碍

   D. 免疫调节功能障碍

   E. 免疫功能亢进

2. 关于肿瘤逃避免疫监视的机制，叙述错误的是( )

   A. 肿瘤细胞表面的转铁蛋白被封闭

   B. 增强抗体

   C. 肿瘤细胞的"漏逸"

   D. 宿主抗原提呈细胞功能低下

   E. 某些细胞因子对机体免疫应答的抑制

3. 在机体的抗肿瘤免疫效应机制中起主导作用的是( )

   A. 体液免疫

   B. 细胞免疫

   C. 巨噬细胞杀伤肿瘤

   D. NK 细胞杀伤肿瘤

   E. 细胞因子杀瘤作用

4. 抗肿瘤免疫的主要效应细胞是( )

   A. NK 细胞

   B. 巨噬细胞

   C. CTL

   D. 单核细胞

   E. $CD4^+$ T 细胞

5. 在维持对肿瘤细胞免疫应答的免疫记忆中起重要作用的是( )

    A. NK 细胞

    B. CD4$^+$T 细胞

    C. 巨噬细胞

    D. CD8$^+$T 细胞

    E. LAK

6. NK 细胞杀伤肿瘤细胞的机制不包括（　　　）

    A. ADCC

    B. 释放穿孔素

    C. 诱导肿瘤细胞凋亡

    D. CDC

    E. 释放 IL - 1、IL - 2、IFN - β

7. 有关 NK 细胞杀伤肿瘤细胞的叙述，错误的是（　　　）

    A. 无特异性

    B. 无须预先活化，即可直接杀伤肿瘤细胞

    C. 可依赖抗体通过 ADCC 方式杀伤肿瘤细胞

    D. 依赖补体，通过 CDC 方式杀伤肿瘤细胞

    E. 无 MHC 限制性

8. 介导 ADCC 杀伤肿瘤细胞的抗体主要是（　　　）

    A. IgA

    B. IgM

    C. IgE

    D. IgG

    E. IgD

9. 能直接杀伤肿瘤细胞的细胞因子是（　　　）

    A. INF - γ

    B. TNF - α

    C. IL - 8

    D. IL - 2

    E. CSF

10. 最早发现的人类肿瘤特异性抗原是（　　　）

    A. MAGE 蛋白

    B. T 抗原

    C. CEA

    D. E1A 抗原

    E. EBV 蛋白

11. 与宫颈癌发病有关的病原体是（　　　）

    A. EBV

B. HTLV-1

C. HPV

D. HCV

E. HIV

12. 在下列疾病中，与 HTLV-1 有关的是（   ）

    A. B 细胞淋巴瘤

    B. 鼻咽癌

    C. 原发性肝癌

    D. 成人 T 细胞白血病

    E. 胰腺癌

13. 有关癌胚抗原的叙述正确的是（   ）

    A. 只存在于某种肿瘤细胞表面

    B. 可以用作肿瘤的特异性诊断标志

    C. 在所有的肿瘤中均可检查到

    D. 结合在细胞表面不易脱落

    E. 对宿主无免疫原性

14. 已检出特异性抗原的肿瘤细胞是（   ）

    A. 宫颈癌细胞

    B. 胰腺癌细胞

    C. 肝癌细胞

    D. 黑色素瘤细胞

    E. 鼻咽癌细胞

15. 以下关于肿瘤免疫诊断的叙述，错误的是（   ）

    A. 检测血清 AFP 抗原，协助诊断原发性肝细胞癌

    B. 检测抗 EBV 抗体有助于鼻咽癌诊断

    C. 用放射免疫显像诊断肿瘤所在部位

    D. 检测 CEA 有助于结直肠癌诊断

    E. 检测 CA19-9 有助于 B 淋巴细胞瘤诊断

(二)多选题

1. 关于肿瘤的逃逸机制叙述正确的是（   ）

    A. 肿瘤细胞表面 MHC I 或 II 类分子缺失

    B. 增强抗体

    C. 肿瘤细胞抗原调变

    D. 宿主免疫功能低下

    E. 肿瘤细胞缺乏 B7 协同刺激分子

2. 实验诱发肿瘤的特点是（   ）

    A. 化学致癌剂诱发的肿瘤抗原特异性高

  B. 物理因素诱发的肿瘤抗原性较强

  C. 化学致癌剂诱发的肿瘤抗原性较弱

  D. 同一种病毒诱发的肿瘤可具有种属及组织特异性

  E. 化学、物理因素诱发的肿瘤抗原性有明显个体差异

3. 关于 TSA 的叙述正确的是(　　)

  A. 胚胎性抗原主要为 TSA

  B. MAGE－1 蛋白是 TSA

  C. 自发性肿瘤主要为 TSA

  D. TSA 主要诱导机体产生细胞免疫应答

  E. 病毒诱发的肿瘤抗原多为 TSA

4. 参与抗肿瘤作用的细胞有(　　)

  A. CTL 细胞

  B. NK 细胞

  C. 中性粒细胞

  D. 嗜酸性粒细胞

  E. 巨噬细胞

5. 可直接特异杀伤肿瘤细胞的是(　　)

  A. NK 细胞

  B. 巨噬细胞

  C. CTL

  D. Th1 细胞

  E. CD4$^+$T 细胞

6. 巨噬细胞可通过(　　)途径杀伤肿瘤细胞。

  A. 溶酶体酶

  B. ADCC

  C. 分泌 TNF

  D. 激活 T 淋巴细胞

  E. 补体调理作用

7. 参与 ADCC 杀伤肿瘤细胞的有(　　)

  A. CTL 细胞

  B. 树突状细胞

  C. 巨噬细胞

  D. NK 细胞

  E. 中性粒细胞

8. 有关 CD4$^+$T 细胞杀瘤细胞途径的叙述正确的有(　　)

  A. 辅助 CTL 细胞杀瘤

  B. 辅助巨噬细胞、NK 细胞杀瘤

C. 辅助 B 细胞产生抗瘤抗体

D. 分泌 IL-2、TNF 等细胞因子杀瘤

E. 亦可直接杀瘤细胞

9. CTL 杀伤肿瘤的机制有（　　）

A. 分泌 IFN-γ、TNF 杀瘤

B. 分泌穿孔素

C. 释放颗粒酶

D. 分泌 NO

E. 诱导瘤细胞凋亡

10. 属于肿瘤的被动治疗的是（　　）

A. 肿瘤 DNA 疫苗

B. 短小棒状杆菌

C. LAK

D. 卡介苗

E. 抗体导向治疗

(三)填空题

1. 根据肿瘤抗原特异性分类，可将肿瘤抗原分为_____和_____。

2. 机体对肿瘤的免疫应答方式有_____、_____、_____。

3. 细胞免疫是抗肿瘤免疫的主力，参与此种免疫的细胞主要有_____、_____。

4. 与肿瘤的免疫逃逸机制有关的因素包括_____、_____。

5. 体液免疫抗肿瘤的方式主要有_____、_____、_____等。

6. 肿瘤的免疫治疗主要分为_____和_____两大类。

7. 血清 AFP 升高对_____有辅助诊断价值，而 CEA 的检测有助于诊断_____。

(四)名词解释

1. 肿瘤抗原

2. 肿瘤特异性抗原

3. 肿瘤相关性抗原

4. 增强抗体

(五)问答题

1. 抗肿瘤免疫的主要效应机制有哪些？

2. 肿瘤细胞通过什么方式逃避免疫系统的监视和杀伤？

二十一、免疫学检测

(一)单选题

1. 免疫学诊断的依据是（　　）

A. 抗原抗体结合的可逆性

B. 抗原抗体的浓度

C. 抗原抗体结合的高度特异性

D. 抗原抗体反应的阶段性

E. 抗原抗体的比例

2. 影响抗原抗体反应的因素有（　　）

A. 电解质、pH 值和反应体积

B. 温度、pH 值和反应体积

C. 温度、电解质和反应体积

D. 电解质、pH 值和温度

E. 电解质与温度

3. 双向免疫扩散试验中，如抗体浓度大于抗原浓度，则沉淀线（　　）

A. 靠近抗原孔

B. 靠近抗体孔

C. 在两孔中间

D. 呈多条沉淀线

E. 以上均不是

4. 下列免疫学测定方法中敏感性最高的是（　　）

A. 沉淀反应

B. 直接凝集反应

C. ELISA

D. 放射免疫测定

E. 间接凝集反应

5. 临床诊断伤寒或副伤寒所用的肥达反应属于（　　）

A. 玻片凝集反应

B. 试管凝集反应

C. 间接凝集反应

D. 沉淀反应

E. 反向间接凝集反应

6. 鉴定 ABO 血型的方法常用（　　）

A. 玻片凝集反应

B. 间接凝集反应

C. 试管凝集反应

D. 抗球蛋白试验

E. 反向间接凝集反应

7. 沉淀反应与凝集反应相比较，叙述错误的是（　　）

A. 都是抗原抗体的反应

B. 都需要电解质参与

C. 沉淀反应的抗原是可溶性抗原或颗粒性抗原

D. 凝集反应的抗原是颗粒性抗原

E. 两种反应均可用来定性或定量检测抗原或抗体

8. 不能用于检测可溶性抗原的试验是（　　）

A. 间接凝集试验

B. 反向间接凝集试验

C. 间接凝集抑制试验

D. 直接凝集试验

E. 单向琼脂扩散试验

9. T 细胞能形成 E 花环是因为其细胞膜上具有（　　）

A. CD2

B. CD3

C. CD4

D. CD5

E. CD8

10. 定量测抗体的方法是（　　）

A. 血型鉴定试验

B. 肥达试验

C. 细菌鉴定试验

D. 库姆斯试验

E. 抗球蛋白试验

11. 用于分析两种抗原的相关性的方法是（　　）

A. 双向免疫扩散

B. 免疫电泳

C. 单向免疫扩散

D. ELISA

E. 免疫比浊

12. Coombs 试验可用来检测（　　）

A. 完全抗原

B. 半抗原

C. Rh 抗体

D. ABO 血型抗体

E. 抗原抗体复合物

13. 沉淀反应不包括（　　）

A. 单向免疫扩散

B. 双向免疫扩散

C. 免疫电泳

D. 免疫比浊

E. 库姆斯试验

14. T 细胞增殖试验可选用( )

　　A. 3H - TdR 掺入法

　　B. 溶血空斑试验

　　C. ^{51}Cr 释放法

　　D. 聚合酶链反应

　　E. 免疫印迹法

15. 溶血空斑试验用于检测( )

　　A. B 细胞

　　B. T 细胞

　　C. 抗原提呈细胞

　　D. NK 细胞

　　E. 吞噬细胞

(二)多选题

1. 检测细胞免疫皮肤试验常用的抗原是( )

　　A. 麻风菌素

　　B. 结核菌素

　　C. 脂多糖

　　D. 链激酶-链道酶

　　E. 青霉素

2. 可定量测定抗体的方法是( )

　　A. 玻片凝集试验

　　B. ELISA

　　C. 免疫电泳

　　D. 免疫印迹法

　　E. 免疫比浊

3. 细胞因子的检测可选用( )

　　A. 免疫印迹法

　　B. ELISA

　　C. 生物活性测定法

　　D. PCR

　　E. ELISPOT

4. 抗体形成细胞测定可选用( )

　　A. ELISA

　　B. MTT 法

　　C. 溶血空斑试验

    D. 过氧化物酶测定法

    E. ELISPOT

5. 吞噬功能测定可选用(   )

    A. NBT 试验

    B. 琼脂糖凝胶法

    C. MTT 法

    D. 荧光标记物试验

    E. 过氧化物酶测定法

6. 抗原肽-MHC 分子四聚体可用于检测(   )

    A. Th1

    B. Th2

    C. $CD4^+T$ 细胞

    D. $CD8^+T$ 细胞

    E. B 细胞

(三)填空题

凝集反应分为_____和_____两大类。

(四)名词解释

1. 沉淀反应

2. 凝集反应

3. 免疫标记技术

(五)问答题

试比较沉淀反应和凝集反应的异同。

二十二、免疫学防治

(一)单选题

1. 属于人工主动免疫的是(   )

    A. 注射丙种球蛋白预防麻疹

    B. 接种卡介苗预防结核

    C. 注射胸腺肽治疗恶性肿瘤

    D. 静脉注射 CIK 细胞治疗肿瘤

    E. 注射抗毒素治疗白喉

2. 有关活疫苗特点的叙述错误的是(   )

    A. 接种剂量小

    B. 接种次数少

    C. 易保存

    D. 免疫效果好

    E. 有效免疫力维持时间长

3. 死疫苗的特点不包括（   ）

    A. 接种剂量较大

    B. 免疫效果好

    C. 一般需接种 2～3 次

    D. 疫苗较易保存

    E. 不能诱导局部免疫

4. 属于人工主动免疫的是（   ）

    A. 通过胎盘、初乳获得的免疫

    B. 通过隐性感染获得的免疫

    C. 通过注射类毒素获得的免疫

    D. 通过注射丙种球蛋白获得的免疫

    E. 通过患感染性疾病获得的免疫

5. 属于人工被动免疫的是（   ）

    A. 通过胎盘、初乳获得的免疫

    B. 通过患感染性疾病获得的免疫

    C. 通过注射疫苗获得的免疫

    D. 通过注射抗毒素获得的免疫

    E. 通过注射类毒素获得的免疫

6. 关于抗毒素的使用，叙述错误的是（   ）

    A. 可能发生过敏反应

    B. 治疗时要早期足量

    C. 可作为免疫增强剂给儿童多次注射

    D. 对过敏者应采取脱敏疗法

    E. 注射前应做皮试

7. 下列不属于人工主动免疫特点的是（   ）

    A. 接种物常为抗原性物质

    B. 发挥作用较快

    C. 免疫力维持时间较长

    D. 主要用于预防

    E. 也可以用于肿瘤的免疫治疗

8. 下列不属于人工被动免疫的生物制品是（   ）

    A. 抗毒素

    B. 单克隆抗体

    C. 丙种球蛋白

    D. 类毒素

    E. 基因工程抗体

9. 免疫抑制剂不能用于治疗（   ）

A. 自身免疫病

B. 免疫缺陷病

C. 超敏反应

D. 移植排斥反应

E. 炎症

10. 免疫增强疗法不宜用于（　　）

A. 感染

B. 低免疫球蛋白血症

C. 肿瘤

D. 炎症

E. 艾滋病

11. 特异性免疫治疗不包括（　　）

A. 免疫毒素疗法

B. 细胞因子治疗

C. 抗毒素血清治疗

D. 抗体导向化学疗法

E. 细胞因子拮抗治疗

(二)多选题

1. 免疫功能低下时可使用（　　）

A. 人参多糖

B. 硫唑嘌呤

C. 环孢菌素 A

D. 左旋咪唑

E. FK－506

2. 器官移植时可用（　　）

A. FK－506

B. 环磷酰胺

C. 环孢菌素 A

D. 左旋咪唑

E. 硫唑嘌呤

3. 属被动免疫治疗的是（　　）

A. 合成肽

B. 单抗制剂

C. 免疫球蛋白

D. 重组抗原

E. 细胞因子

4. 肿瘤化疗后粒细胞减少可用（　　）

A. IL－11

B. GM－CSF

C. IL－2

D. IFN－α

E. G－CSF

(三)填空题

1. 特异性免疫获得的方式有_____和_____两种。

2. 人工主动免疫的常规(或传统)制剂主要包括_____、_____和_____等。

3. 人工被动免疫是给人体注射_____或者_____等制剂,以治疗或紧急预防感染的措施。

(四)名词解释

1. 人工主动免疫

2. 人工被动免疫

3. 计划免疫

(五)问答题

常用的人工免疫制剂有哪些?

(李斌、宫汝飞、李昆英)

参考答案